新視野｜3

咖啡香中遇見愛

跟著瑞智　認識失智

財團法人台北市瑞智社會福利基金會——著

徐文俊 執行長——編著

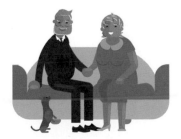

大好文化

推薦序

在上主的愛中，照護失智者

陳建仁

前副總統、中央研究院院士

　　根據世界衛生組織（WHO）的調查與推估，全球各地的失智者人數，正以越來越快的速度不斷增加。在台灣，十年後的失智人口，可能直逼50萬人大關。失智症的認識、防治與照護，已經成為台灣與全世界必須共同面對的挑戰。

全民學習失智照護

　　失智症不但使失智者認知功能出現障礙，影響工作能力及生活功能，對家庭造成不同程度的壓力及負荷，照顧者也需要學習認識失智症及相關溝通技巧。2019年衛福部

新版《失智照護服務資源地圖》正式上線，只要在系統中設定所在區域，或是透過搜尋，以個人手機上網所在地的方圓1.5公里內的長照資源，都能即時顯示。這項劃時代的創新，將失智照護服務與長照服務整合於衛福部的長照服務地圖，只要善加利用，必能幫助每一位銀髮族得到合適的照護，增進身、心、靈的健康、平安、喜樂！

除了國家政策面的推動，由於台灣失智症人數增加快速，我們一定會在社區遇見失智者。失智症照顧應該成為全民教育，除了破除對失智症的刻板印象，更要鼓勵發展「瑞智友善社區」，讓鄰里凝聚共同照顧的力量。

在愛中做慈善工作

教宗方濟各曾經說過：「天主徒的慈善工作，就是愛天主及愛周遭的人。」以及「沒有愛，就沒有慈善工作！」很開心看到瑞智社會福利基金會從2013年起，就委身服事失智者，用愛來幫助需要照顧的每一個失智家庭。「甘泉咖啡坊」與「葡萄園地」讓無數的失智者與家人感

受到上主的愛；幫助他們有效延緩退化，他們的家人也在經年累月的照顧壓力中得到喘息，家庭重拾笑顏與親密的關係。愛的影響力也不斷從教會擴展到社區，如今更出版書籍《咖啡香中遇見愛：跟著瑞智認識失智》，用文字來擴展關懷與接觸對象。

　　立足在過去豐碩的成果上，期待瑞智社會福利基金會有更蓬勃的未來，有更多服事者投入失智照顧的行列，同心協力創造一個美好的、不懼失智的社區。如同《聖經》所教導的：「我揀選了你們，並派你們去結果實，去結常存的果實。」感謝讚美天主，願祂賜福給基金會和所有服事者，享有滿滿的恩典、智慧與慈悲，作為失智者及家庭的守護者，滿全愛主愛人的聖德。

推薦序

困苦流離中的盼望

寇紹恩

台北基督之家主任牧師

「耶穌走遍各城各鄉，在會堂裡教訓人，宣講天國的福音，又醫治各樣的病症。他看見許多的人，就憐憫他們；因為他們困苦流離，如同羊沒有牧人一般。」（馬太福音9:35-36）

耶穌看見許多的人，困苦流離……

每個時代，都有他的困苦流離；每個家庭，也有一起面對的困苦流離；每個人，更有屬於他自己的困苦流離！

我們這個時代，有越來越多的家庭，共同面對的是：愛我們的長輩，隨著時光的流逝，記憶、智力也跟著流

逝⋯⋯，對於做子女、兒孫的人，這是多深的困苦、不捨、無助！

母親一生服事父親、服事家庭、服事教會，歷經戰亂、逃難、尋親、父親多次重病、蒙冤入獄、職場風暴、教會衝擊⋯⋯，一個女人咬著牙，扛起責任，承擔家計、養育兒女，讓父親無後顧之憂，全心事奉上帝⋯⋯，真的是困苦流離！

天父憐憫媽媽，給她一個如「俠女」般的性格，身為長女，就真像「大姊頭」一樣，一肩挑起半邊天（恐怕是大半邊），而且她個性開朗、樂觀，運籌帷幄、決勝千里，似乎什麼都難不倒她！

我們為有這樣一位母親，深深感恩！

晚年的母親，身體大致健康，感謝上帝！

但過了九十歲之後，媽媽漸漸失去記憶力，感受到她的焦慮，對一向愛管事的母親大人，現在不但無法管別人的事，連自己的事都越來越抓不住、理不清，挫折、懊惱、煩躁甚至身心失控，她無助、我們更是無能為力、不

知所措！

好在，士林靈糧堂在內湖開設了老人日照中心，他們的愛心、專業，讓我們很放心的把摯愛的母親交給他們，於是，媽媽每天早晨九點，準時去「上班」！

在中心，有人知道他是老師母，家裡有什麼事，都來找她聊聊，媽媽就帶他們一起禱告，「下班」回來，我們問她在中心都做些什麼？老媽說：「忙著呢！」

最後幾年，媽媽不少事都忘了，剩下做得最好的就是：讀經、禱告，感謝神！

至於我們這些兒女們呢？

我們深愛媽媽！但是對於她的失憶、失序、失控，完全手足無措，有時候也被搞得同樣失序、失控，然後充滿自責！

感謝主，一次瑞智基金會徐文俊醫師來教會做專題演講，他所提的每一項疾病狀況，我們皆親身經歷，每一種家屬的情緒反應，俱都觸動我心！

深深感覺：被體諒、被安慰，而且找到出路……原來

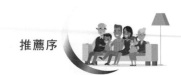

應該這樣做、原來可以那樣處理！

有出路，就有盼望、就走得下去！感謝主！

「耶穌走遍各城各鄉」，耶穌的福音事工不是停留在教堂裡，而是走進人群中！

「耶穌宣講天國的福音，又醫治各樣的病症」，祂不只關心人生命的問題，他一樣在乎人生活的需要！

「他看見許多的人，就憐憫他們；因為他們困苦流離，如同羊沒有牧人一般」，耶穌的服事充滿愛的眼光（看見）、愛的心懷（憐憫）、愛的腳蹤（走遍）！

台灣越來越接近老年化的社會，越來越多的家庭面對長輩的難處，無計可施、坐困愁城、真的「困苦流離」！

求主賜我們「基督的眼光」、「基督的心懷」、「基督的腳蹤」，看見需要，靠著耶穌基督福音的大能，伸出手，跨出體恤、關懷的步伐！讓許多身處困苦流離中的人，在愛的實際行動裡，遇見耶穌！

謝謝瑞智社會福利基金會，以及默默付出的每一位！此書一定可以幫助更多人。

上帝賜福您們及全家！

推薦序

與失智共舞的彩虹約定

潘秀霞、林德安

台北靈糧堂牧師

　　身為失智照護者，在與失智共舞的3600個日子裡，感謝有主的話和聖靈的引導，在看似迷航的生活中，出現了彩虹的約定。

　　瑞智基金會在徐文俊醫師及全職團隊和志工們的努力中，每一場的研討會、甘泉咖啡坊、家屬及志工訓練等等，都看見上帝憐憫的愛在教會及社區中不斷地展開，

　　因為，記憶會失去，但愛不會！

　　「我們曉得萬事都互相效力，叫愛上帝的人得益處，就是按祂旨意被召的人。」（羅馬書8:28）

推薦序

軟弱中的能力

喬美倫

靈糧國度領袖學院副院長、職場轉化學院院長

壓傷的蘆葦，他不折斷；將殘的燈火，他不吹滅。
（馬太福音10:20）

　　已故的靈修大師盧雲，在哈佛大學任教多年後，離開他熟悉的學術圈，於1985年來到方舟團體在加拿大的「黎明之家」，尋求他未來的召命。「黎明之家」是一個專門收容智能障礙人士的團體。1986年他開始擔任該處的牧者，也開始照顧亞當。亞當三個月大的時候就罹患癲癇，他智能不足、耳聾、語言能力不足，癲癇經常發作，十三歲的時候被送到黎明之家，在此接受照護，直到去世。盧

雲在亞當去世後，寫了一本書《亞當：神的愛子》，來紀念將近十年的時間內，亞當教導他的一切。

這本書相當令人驚訝，一位長年與最有才智菁英相處的學者，最後卻以照顧智能不足者，作為他最後的召命。這本書在盧雲1996年去世之後，1997年出版，對基督教界也算投下一顆震撼彈。

書中盧雲是這樣說的「亞當幫助我發現在我『貧窮的靈』裡活著的耶穌……他這樣脆弱，竟然成了我強大的支持，幫助我宣告基督的豐富。」這誠如保羅所說的「上帝的能力，是在人的軟弱上顯得完全。」（林後12:9）

有的時候，我們在自己身上經歷，上帝的能力在我的軟弱上顯得完全；有的時候，我們則在其他人的軟弱中，看見上帝的能力。

認識徐文俊醫師，是在職場企業領袖班上，我有幸成為這一群職場菁英的老師，但透過學員的分享，我學到更多。文俊醫師經常在班上與群組中，分享瑞智基金會在失智症事工中的種種活動，不但學員們非常認同，更讓我們

可以一同認識這個社會上最軟弱的一群人，就是失智者、他們的家人以及幫助者。

在一個一個面對軟弱者的故事中，我們看見上帝的大能，流到他們的生命中，也透過他們，滋潤了周圍人們的心。

就像盧雲一樣，我們從軟弱者身上，學到關於生命的真實，要遠比從強壯者所學到的更深。原來，這位強壯有能力的上帝，是如此眷顧著最軟弱的人，而「壓傷的蘆葦，他不折斷；將殘的燈火，他不吹滅。」（馬太12:20）在此成為真實。

其實社會的組合，就是在需要與供應中運轉，也在軟弱與強壯中連結，這就是社會存在的目的。

求主幫助所有讀這本書的人，不僅僅是對失智症有更多的認識，也能對人類社會應該呈現的風貌：「老有所終，壯有所用，幼有所長，矜寡孤獨，廢疾者，皆有所養」，有更深的領悟，找到自己可以給予的舞台。

推薦序

用愛照顧、讓家再次凝聚

胡德興

瑞智基金會董事
富恩管理顧問董事長
前富邦投信董事長

鄒開蓮

台灣世界展望會董事長
前Verizon Media 國際事業董事總經理

在生命歷程的自然變化下，每個人終將都會有老去的一天。隨著我在職場上打滾的時間越久，雙親也都陸續步入了老年的階段。

雖然爸媽倆人在晚年都有失智的現象，不過因著爸爸是中風導致的血管性失智，對我們來說，能察覺到的最大不同，就是爸爸的話變少了、不愛活動，對於外界的刺激也變得沒什麼反應。照顧爸爸需要投入不少的時間和心力

沒錯，可是只要安排妥當，就能夠讓生病帶來的衝擊有效減少。

　　相對的，照顧身體硬朗、卻罹患退化性失智的媽媽，才是我們家族中真正的挑戰。一開始我們對於「失智症」這件事情什麼都不懂，但卻大幅感覺到媽媽變得很不一樣了！除了脾氣變得很暴躁易怒，媽媽還會不斷覺得小孩子很多事情都不跟她講，或是有事情問了也都不回答她；再加上她還常懷疑自己的錢或東西被偷走了，這些問題造成我們很容易和媽媽發生不愉快、家人間的相處也變得有些沉重。

　　當然，我們有帶媽媽去就醫治療，也在正規醫療外，再透過徐文俊醫師、瑞智基金會來認識失智症，也慢慢學習怎麼和失智長者相處。藉著失智照護知識的建立，當媽媽又對同一個問題不斷反覆詢問時，我們學會該怎麼應答和安撫她的情緒，不再只是你問我答幾次後，脾氣一下子就衝了上來。

　　此外，相較於我們家的狀況，開蓮的爸媽縱然在老

年時也有些失智的狀況，不過很慶幸地，在倆老的有生之年，失智對他們帶來的衝擊還不算太大，至少他們都還認得兒孫，也能在充分的照顧下，擁有喜樂平安的生活。

對我和開蓮來說，照顧年邁的爸媽，陪著他們一起走過失智後的各個階段，從中也都有很大的學習。感謝神，因著信仰，能讓家族因著共同分擔照顧工作，彼此從爭吵、磨合到合一，大家的感情反倒變得更好了、也有更多的接觸。

從出社會到中年，弟兄姊妹之間很容易因為各自成家立業，彼此的聯繫越來越少。然而，同樣要感謝神的是，透過信仰，在照顧失智者這個巨大的難題中，家人間不只是彼此相愛的聚在一起，也在每一次的團聚中，把「道謝」、「道愛」、「道歉」、「道別」的功課一一完成。

像是開蓮的媽媽在幾週前離世，因著信仰所帶來的盼望、再加上我們都有好好把握在世前的每個時光，對於岳母的離開，即便心中仍有難過不捨，但永生的盼望也一直存在我們的心底。

 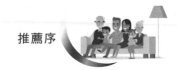

透過我們在照顧爸媽的過程，可以看到在高齡化社會中，「失智」將會是何等普遍又巨大的挑戰。若是社會大眾都能更普遍的認識失智症，也能透過瑞智基金會來學習該怎麼陪伴長者、為自己在疲倦時找到喘息的力量，即便照顧長輩可能是一個漫長且辛苦的過程，但我相信因著有上帝的愛與智慧，我們還是能找到一片可供安歇的青草地，在充電後再次有能力往前走去。

《聖經‧哥林多書後書》也說：「我的恩典夠你用的，因為我的能力是在人的軟弱上顯得完全。」願神帶領，讓更多人能因著瑞智基金會在照顧與被照顧的時候，都能領受到從神而來的愛與安慰，知道耶和華祝福滿滿。

因著上帝，用「愛」寫下生命故事

廖文華

基督教台北真道教會主任牧師
夢想之家教育基金會創辦人暨董事長

　　一個人失智，影響的層面既廣又深。感謝主，徐文俊醫師與團隊投入失智照顧的工作，扶持失智者及其家庭，讓他們擁有盼望與尊嚴，並讓福音進入心靈。當「失」智的人生以減法的形式進行時，本書讓我們看到，因著上帝，失智者也能用「愛」的加法寫下生命故事。

推薦序

支取前行的愛與力量

呂信雄

東基醫療財團法人執行長
財團法人一粒麥子基金會董事長

　　本書從專家的建言切入、再交織感人的血淚故事，還特別集結教案與實作，供關懷團體參考。不只失智者，其照顧者更需被關懷；透過一次次的讀經、禱告，可支取前行的愛與力量。

推薦序

全民造福，台灣更好

成亮

伊甸社福基金會董事長

2020年是1955年出生的嬰兒65歲，進入法定老人的行列，當年是台灣出生嬰兒數第一次超過40萬；之後30年，即到1985年，平均每年生399,635個嬰兒；因此從2020年開始到2050年，每年台灣均會增加約39萬左右的65歲以上長輩。

台灣目前65歲以上的長輩，大約有8%的人會面臨失智症的挑戰；再以「家族」的概念來看，每位失智者的家族平均至少會有10位家庭成員，會因失智者的病情，被迫改變生活步調。現在台灣就約有29萬人會面臨認知功能失常的挑戰，同時就約有280萬人的生活會被失智海嘯衝

擊，接受挑戰（以上數據由徐文俊醫師提供）。

　　針對失智症的長期照護工作，徐醫師指出最根本是必須回到家庭當中，但台灣同胞必須接受的現實是大家進入法定老年期，第一（原生）家庭和第二（自組）家庭的成員，多半都無法提供適切的陪伴和照顧功能。

　　因此筆者集25年推動社區健康營造的實務經驗，積極倡導台灣同胞在進入法定老年之前，應加入「第三家庭時間銀行」營造的行列，終身學習、全民造福（照顧服務）；台灣一定會更好！感謝我的好友徐文俊醫師為台灣同胞榮神益人的無私付出！鄭重推薦此書。

推薦序

帶來屬天的至大安慰

方念華

TVBS資深主播

　　「在基督裡」，究竟是什麼意思？記得有一天，我在晨禱讀經後，寫下和信仰小組分享的短短幾句：「每一天，不是消逝了一天，損失了一天，也不是壽命減損了一天；而是仰望天父，要面對面見祂，又接近了一天。」忘記了所有的背後，被當作生命的倒退，情感上難以驟然接受，從造物主的視角看，也許「我雖然人停在這裡，但是接近祢！卻不斷地前進。」願瑞智的新書，安慰到失智朋友的親人，帶來的，是屬天的至大安慰與平安。

推薦序

專為失智症家庭而寫的貼心好書

陳心希

專業財務顧問、瑞智基金會董事

作為一位母親罹患失智症的家屬，在面對照顧方法的選擇與內心衝擊時，是無比巨大的。若不知道如何選擇正確的方法來照顧，光是要面對與因應，就會讓人感覺是世界末日的到來。

現在因為有瑞智基金會及一群有愛心、懂得照顧方法的基督徒與同工們，人生在面對此驟變時，變得溫馨感人而有意義。

本人很慶幸認識文俊醫師已久，透過請教與討論，即使知道的方法很多，但真正在面對與處理時，還是要考慮：一、各自的小家庭，另一半的觀念，在付出與平日生

活如何安排；二、與母親互動模式的改變，持續時間的長短；三、與手足親情之間的溝通；四、與個人在工作、生活品質、情緒的管理與平衡等，皆是莫大的壓力。

　　如何維持母親（失智者）的人生最後階段的尊嚴並體諒照顧者的辛苦等等，在本書中都有諸多方式的呈現，如走出來互動，參加甘泉咖啡坊，唱詩歌等等，非常值得推薦，看到這些基督徒願意為著大愛而付出，並協助其他失智症家庭走出來，去重新創造一個更有愛的環境，令人十分感動流淚不已。

　　透過本書的出版，讓大家與照顧者及手足間的生活，由恐怖、黑白變成絢爛與彩色，真心為能看見此書的讀者與家屬而高興。

推薦序

讓失智者與家庭，得到身心靈支持

陳興雯

美商瑪氏公司北亞地區公關長

　　我和徐文俊醫師初次見面是在2019年10月22日的「常咀嚼，健康老」公益記者會。那天短暫的交流中是我第一次聽到瑞智基金會。2020年7月受徐醫師邀請去士林靈糧堂參加瑞智基金會的成立感恩禮拜，全程充滿感動。從第一首詩歌唱起，我就已淚流滿面。那是母親早已遺忘我們這群她摯愛的子女們，但是依然會哼唱的旋律！頓時回到與母親在世時，或苦或甜的珍貴互動，歷歷在目。想當然爾，我當天哭得十分徹底，眼瞼紅腫，像個大豬頭。

　　十多年的親身體驗，我深知失智症對於失智者、其家庭與照顧者的身、心、靈各方面的長期抗戰。對於徐醫師

及許多愛心志工奉獻自己的勞力、時間，創立了奠基於專業，用基督的愛心經營的瑞智基金會及相關據點服務站，為失智者及照顧者所設計的全方位相關服務，包括像甘泉咖啡坊，除了對於失智者有實質照顧，更讓眾多「勞苦擔重擔」的照顧者，在疲憊的日常中暫時得以喘息，並得到心靈安慰的地方，令我感動並深感敬佩。

看完本書書稿，以一個長期失智症家屬角度而言，非常推薦這一本寶貴且全面的工具書，讀者能夠正確地認識失智症，在基督教信仰中，以福音及愛為基礎，讓失智症家庭能夠從中得到身心靈支持，及各種實際的協助。

推薦序

用「玩心」來陪伴失智者

譚艾珍

資深藝人

　　與失智者相處，要用「玩心」來陪伴。這本書的教案提供了很多來自不同教會的「玩」的方式，對於失智者很有幫助。此書也討論失智症家屬如何在教會得到喘息與關懷，有很多美好的見證，都是值得學習的例子。我鄭重推薦瑞智基金會所出版的專書。

出版緣起

在福音中重拾美好
成為失智者與家屬的幫助

徐文俊

財團法人瑞智社會福利基金會董事長／執行長

長庚紀念醫院北院區失智症中心主任

　　眼見許多民眾及教會內的弟兄姊妹，因著長輩們的失智問題，生活因此面臨了許多挑戰，自2013年起我與一群同工們，開始推廣結合醫療專業與基督福音的失智症照護工作，讓瑞智基金會從無到有的逐漸萌芽。推廣以福音為中心的失智照護是很不容易的，然而神知道每樣的難處，我們就靠著祂，專注地走在祂領著我們前往的方向。

數百萬人，受失智海嘯影響

　　身為醫師，長期在臨床進行第一線診斷治療工作，了

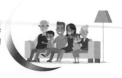

解台灣目前65歲以上的長輩，大約會有8％的人口罹患失智，2019年底失智人口約29萬人，會面臨到失智症的挑戰。因此以「家族」的概念來看，每位失智者的家族平均至少會有10位家人，這些家庭成員都會因為失智者的病情，生活有所改變，所以台灣就約有290萬人，超過總人口10％以上的人都在失智海嘯中受到影響。

重建愛的關係、與神連結

針對失智者的長期照護工作，最根本的是必須回到家庭當中，然而，失智照顧的挑戰，除了要照顧失智者本身，更重要的是看見照顧者的需要。照顧者需要先得到足夠的支持，他才能有力量與心思去陪伴失智者，讓失智者可以得到幫助。

失智者最迫切面臨的問題，是既有關係的改變與破壞。這種改變包括失智者與他自己、失智者與家人、長期參與照護的家人之間，共三個不同的層面。

和自我關係的破壞，包括失智後逐漸遺忘過去、卻又

記不住當下的事情，生命中的時間感開始斷裂，像是失去舵與錨的船漂泊在茫茫的時間大海中，讓人覺得迷失、慌張且無助。而失智者與家人、家庭成員間，則會共同面對失智者在認知與情緒的變化，除了心理感受到壓力，也可能在照護方式、財務規畫等細節產生齟齬。

在此茫茫大海中，上帝就像是空中的北極星，雖然看似一片黑暗，但只要我們抬頭尋找天邊最亮的那顆星，就能在迷航中重新定錨。

在長期照顧中，「愛」才是許多事情最終的答案，只是人的愛有限、能做的也有限。唯有認識神、藉著祂的愛，美好的關係才能重新建立，讓病人過去的生命經歷再次被看見與重視，也能讓家人們彼此和好、重新找到共同的目標，一起在疾病困境中重新找到美好的祝福。

在上帝的帶領中，讓我開始看到失智症發展的浪潮，從中也關注到各式各樣的照顧需要。回顧自2013年開始發起瑞智事工（現為瑞智基金會），因著感謝上帝的帶領，讓醫療中各種不同專業的人士都願意投入，再加上社會中

各領域的領導人物，以及失智者的家庭成員共同參與。

以福音為中心的失智照護

瑞智基金會的成立，是從禱告開始的。藉著與同工們在禱告會中聚集，我們一起把事工的異象寫下來，從到一家一家教會的講座推廣做起，一步一腳印與眾教會建立連結。

剛開始就像進入了曠野，不知道要怎麼走、要往哪裡去。然而《聖經・雅各書》中五章7節記載「弟兄們哪，你們要忍耐，直到主來。看哪，農夫忍耐等候地裡寶貴的出產，直到得了秋雨春雨，因著這樣的信心堅持下去。

上帝給我的異夢是築起一座一座的牆，讓眾人提著油漆在牆上塗上不同的美麗圖案。這是上帝要各個教會為每個失智者家庭的服事上，用美好的見證，彰顯祂的榮耀。

2015年，瑞智同工很明確的訂定以「甘泉咖啡坊」作為核心工作。「甘泉咖啡坊」不只是失智家屬的支持團體，更是透過以福音為核心的照顧與陪伴。是讓家屬能從

長期照顧的壓力中得到喘息，也讓失智者的生命有機會與耶穌相遇。

領受上帝的愛，是光是鹽成為好見證

如同瑞智基金會是從禱告開始，我們的「甘泉咖啡坊」也會以禱告祭壇作為每次活動的開始。大夥會聚在一起，為同工、為家屬、為失智者禱告，期望每個人都能從上帝領受源源不絕的愛。因我們是光是鹽，成為眾人的祝福。

透過匯集瑞智事工開始至今的美好故事與創意教案，才有了這本《咖啡香中遇見愛：跟著瑞智認識失智》書的誕生，我們深切期待，透過這本書的出版能讓眾教會、社會大眾更多地去關心失智者與照顧的家屬，為他們賦權、讓生命得著被重新建造的可能性。當失智症家屬能對於疾病有足夠識能，也在心理調適上有好的學習，藉著基督信仰得到靈性的幫助，那在罹病與照顧的漫漫長路中，還是能夠活出美好。

 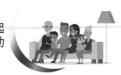

目錄

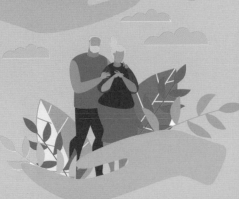

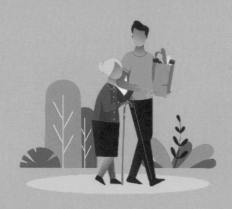

第三部   以福音為中心的 失智照顧教案與實作

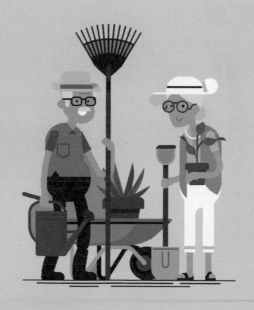

關於失智症，
從身心靈重新認識它

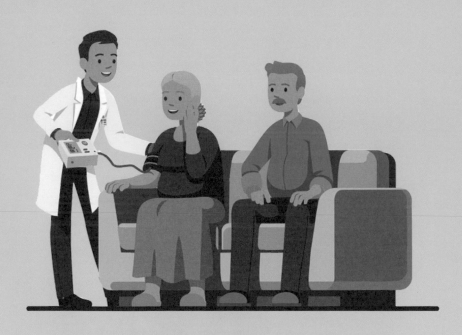

聖經提醒我們，在創造的起初，上帝將生命的氣息吹進人的身上，使我們成了有靈的活人。我們相信從神而來的靈性，不會因失智就煙消雲散。因此，只照顧到失智者身心上的需要是遠遠不夠的，還要用真理來餵養靈性，讓聖靈保惠師作失智者隨時的安慰。

為了支撐為數龐大的失智症家庭，理想中的失智症照顧需要從個人、家庭到社會每個環節都互相地幫補。我們很期待「瑞智友善教會」和「瑞智友善社區」遍布在台灣各地。

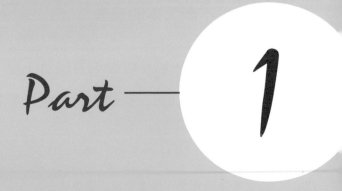

Part — 1

身心靈面面俱到，
打造失智症友善照顧

徐文俊

財團法人瑞智社會福利基金會董事長／執行長

長庚紀念醫院北院區失智症中心主任

　　對於完整的失智照顧，失智者及家屬的身心靈照顧也格外重要，把神的愛帶給他們，把他們的困難及需要一起帶到神面前。在愛與福音的環繞中，失智者重新與神連結，家屬也因此有了喘息的空間、安靜親近神的機會。

　　每樣工作在推展初期總是會遇到很多的挑戰與困難，然而因著倚靠神，我們在愛裡沒有懼怕，能一起預約一個不害怕失智的未來！

失智，不斷失落的過去

　　幾年前，以年輕型失智症為主題的電影《我想念我自己》（Still Alice）在台上映。電影劇情描述，發病前的愛

麗絲（Alice）是一名專精語言與認知科學的大學教授，有著頂尖的學術地位、優渥的生活，然而因著失智症的緣故，一輩子點滴累積的知識、地位與記憶都隨著時間不斷離她遠去。

電影最扣人心弦的一幕，是看到愛麗絲在診斷失智後仍站上講台，藉由美國女詩人伊莉莎白・碧許（Elizabeth Bishop）的詩作做為起頭發表了演說。

在演說裡，愛麗絲提到：「我不是詩人，我只是一位患有早發性阿茲海默症的病人。這個身份迫使我開始學習『失去的藝術』。我失去了優雅、失去了目標、失去了睡眠，而失去最多的，則是記憶。」

面對失去，愛麗絲除了緬懷珍貴如財富的回憶不斷因失智而被抹除，她還告訴大家：「我還活著、我還活著，我還擁有我愛的人。我仍在奮力抵抗，讓現在的自己儘量存在於生活，讓過去的自己儘量存在於現在。」

從醫學的角度來看，多數失智者肇因於退化性失智、血管型失智兩種類型，亦有少數是因為其他顱內疾病、代

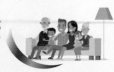

謝異常、感染、中毒、特定營養元素不足等原因所致。

　　而最常見的退化性失智症疾病，則有阿茲海默症（Alzheimer's Disease）、額顳葉型失智症（Frontotemporal lobar degeneration）、路易氏體失智症（Dementia with Lewy Bodies）。阿茲海默症通常以記憶力障礙為起始症狀，額顳葉型失智症主要造成失智者在情緒與行為上的改變，病人容易出現不合理的舉止。路易氏體失智症的特點是除了認知功能等障礙，還會伴隨著情緒不穩、帕金森症候群（肢體僵硬、手抖），容易跌倒症狀。

　　如同電影情節的敘述，失智症總讓病人的生命有了天翻地覆的改變，過去十分熟悉的道路轉眼變得陌生無比。以往總是引以為傲的專業與成就，似乎也越來越遙遠，過去的一切彷彿與自己毫無關係。與此同時，失智者的家人在生活上同樣也面臨著各種不確定的改變，每個人的身心也都陷入了高度的壓力與疲勞當中。

　　「為什麼是我？」這是許多人生病後都會產生的疑惑。然而，面對需要長期照顧的疾病，與其找到為什麼的

答案，不如找到「該如何生活」的解方。

以愛為本的照護方案

一份專屬失智者的全方位照護計畫，除了要定期以正規醫療來追蹤控制病情，要真正實踐「好」的照顧，則得從日常起居著手，幫助他們延緩失智進程，也讓整個家庭都以愉悅的心境面對生活。

舉例來說，失智者時常出現日落症候群的問題。正常情況下，我們會在白天活動、晚上睡覺休息，然而失智者，反倒是在日落傍晚時分開始出現異常的幻覺與焦躁不安。為了安撫失智家人，家屬們時常得要捨棄很多的睡眠時間，有時甚至連好好睡一覺的機會也沒有，隔日一早又得出門上班。

若說日落症候群較容易為朝夕相處的家人所察覺，有機會被周遭親友發現的症狀，會表現在「自理能力的失去」以及「無法如常處裡庶務」這兩個面向。例如曾經很熱衷社交活動、也會大方與人寒暄的長輩，有天突然在聚

 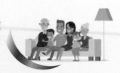

會中變得十分畏縮，躲到一邊不願講話、不願參加；或是他們應該很上手的工作，卻開始忘了該怎麼做、花了很多時間卻不斷出錯，都是要多加留心「長輩是不是失智了？」的訊號。

惟有愛能建造人

當整個家庭都因失智症陷入惶惶不安之時，讓屬神的平安進到家中，將成為翻轉處境、使生命由苦變甜的關鍵。如同《聖經》教導我們惟有愛能建造人、惟有愛能使人完全，帶著信仰的眼光出發，上帝會幫助我們更仔細地察覺他人的需要，也會有更多的細心與耐心成為他人的天使。

呼應日落症候群、失去自理能力、無法處理庶務等症狀，有志投入失智照護事工的教會，可從打造陪伴與關懷的網絡做起，不論是開設失智症團契、舉辦相關的講座都是很好的方法。

對於失智症有足夠的認識，就能讓大家知道該怎麼去

愛失智症的弟兄姊妹，也能理解他們有時的脫軌行為，以接納的行動，讓人能夠在失智後依然自在地繼續留在教會聚會。

專為失智者打造小組團契

一般松年（或稱長青、香柏）小組的聚會，在內容與流程上對失智者來說都太困難了一些，容易會因為沒辦法跟上大家的步調、聽不懂彼此分享的內容，漸漸地興趣缺缺、無法融入。

如果能專為失智者打造小組活動，可以依照大家的需要進行規劃，會讓失智者在白天有更多的活動機會，不但練習了與人相處的能力、讓注意力更加集中；也因著在白天的活動時消耗體力，讓晚上容易入眠、建立良好作息。

在教會裡，失智者有一大群弟兄姊妹的關愛與陪伴，對他們的家人來說，這就成為能夠稍作歇息、喘口氣的大好機會，讓人能放鬆身心充電，還可以和其他家屬、教會好友聊聊生活中的各種酸甜苦辣，也能和他人分享自己面

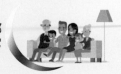

對的挑戰，彼此代禱，在禱告中把困難都交給上帝。

另外，《聖經‧路加福音》中三個僕人的故事，讓我們知道上帝分賜眾人不同的能力、才幹與恩賜，然而祂也說「多給誰，就向誰多取；多託誰，就向誰多要。」當失智者對自己喪失了信心，開始封閉自己時，充分的愛與理解，將化作對他們的支持、鼓勵和引導，讓失智者能繼續在生活中大小事上自理，依然是神眼中的好管家。

兼顧靈性與關係，成為患難中的安慰

《聖經》也提醒我們，在創造的起初，上帝將祂生命的氣息吹進人的身上，使我們成了有靈的活人。相信從神而來的靈性，不會因失智就煙消雲散。因此，只照顧到失智者身心上的需要是遠遠不夠的，還要用真理來餵養靈性，讓聖靈保惠師作失智者隨時的安慰。不必懷疑失智者是否理解經文，因為上帝會親自動工，我們要做的就是把失智者帶到神的面前。

不論造成失智症的原因為何，認知功能的障礙成為失

智家庭的普遍困擾。認知障礙彷彿像是一層薄紗（當然更嚴重時，像是黑幕），將失智者層層圍繞，不只阻擋了他們清楚的與外界溝通，我們也因著薄紗的阻擋，看不到薄紗後方的真實樣貌。

愛與關懷，滋潤性靈的養分

「如何揭開簾幕，穿透阻隔的薄紗？」對於這個問題，單靠人所能作的極為有限，真實的改變需要由神動工、從內作起。在瑞智基金會創立的「甘泉咖啡坊」中，我們不只是藉著唱詩、讀經、手作等環節，讓人在活動中與耶穌的愛相遇。更重要的是我們相信，即便是在失智的狀態，他們讀過的每一句經文、發出的每一聲讚美，都還是進入他們的心靈，與上帝真實產生連結。

投入瑞智事工的這些年中，不乏看見許多長者在靈裡與上帝重新連結、得著醫治的例子。失智後躁動不安、不斷焦躁遊走的長輩，當為他們禱告後，他終於安穩的靜了下來。

 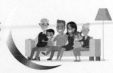

屬神的愛，也顯現在我們願意為失智者付出的行動中。當長輩們在主日聚會或小組團契時坐不住、失控，很容易被指責和嫌棄的眼光來看待他們；但若能起身以擁抱代替責罵，這份愛的心意都將透過肢體間溫暖的碰觸與安撫來傳遞。不要以為失智者總是沒有太大的反應，我們所給予的關懷，涓滴都能化為滋潤靈性的養分。

道愛、道謝與道歉

除了不要忘記給予足夠的愛與關懷、讓失智者還是有機會來到上帝的面前，另一個很重要的叮嚀，則是「讓愛儘早重新開始」。

失智症破壞的不只是健康的身體構造，也破壞了既有各種的社會關係。大家一定聽過，失智者氣呼呼地反覆抱怨──「我的衣服不見了，一定有人把它藏起來！」、「媳婦又偷走我放在衣櫃裡的錢！」、「家裡又遭小偷，我要趕快換大門鑰匙！」「你爸爸一把年紀了，竟然還背著我和別人在外面亂來、搞外遇！」

即便我們都知道這不是真的，然而這些憤怒的言語有可能毀壞了曾有的親密關係。但是當我們進一步檢視抱怨的源頭，驀然發現失智背後憤懣猜疑的負面情緒，有些是源自於過去生活中累積的不滿情緒與誤會。

失智症的症狀有時服藥是必要的。但關係的維繫或修護，則需要儘早從生活中做起。「道愛」、「道謝」與「道歉」絕非生命來到末了才要進行的課題，平時的陪伴與溝通，都是讓家人間把誤會說開、傾心吐意的大好時間；犯錯了就及早道歉，不要把不滿壓在心中，不要到了失智後，浮到表層，成為干擾親人關係的因素。所以，聖經中說「不可含怒到日落」（以弗所書4:26）。喜樂的心才是良藥，不僅能預防失智的發生，即便真的走入失智的境地，當失智者感受到自己在家中仍能得著支持與尊重，身為「人」的尊貴地位不會在病後消失，照顧起來便會輕省許多，讓家人不致焦頭爛額、針鋒相對。

建立「瑞智友善教會」與「瑞智友善社區」

為了支撐為數龐大的失智症家庭，理想中的失智症照顧，需要從個人、家庭到社會每個環節，互相地幫補和配合，意即我們也很期待「瑞智友善教會」和「瑞智友善社區」在台灣各地廣泛的存在。

依照現有的衛生福利政策，目前台灣社會雖已存在著許多失智症共照中心、社區服務據點，也有日間照護中心與養護機構可以提供失智養護的服務，不過當我們以信仰的眼光出發，更多看見生命的需要，也就能察覺到：「愛」與「福音」是照顧中不可或缺的元素，此時教會就自然而然地變成最適合開展失智照護工作的單位。

「既有工作過多，無法再負荷失智事工」、「資源不足，無法投入失智照護」這是我們前往眾教會分享「以福音為核心」的失智照護異象時，最常聽見讓教會對此踟躕不前的原因，而這也正是我們從最初的「瑞智事工」，到後來決定成立「瑞智基金會」的主要目的。我們希望與教

會連結，以此來集合眾人的力量，用基督的愛給予失智症家庭需要的扶持和關懷。

及早開始，友善失智的未來

我常和大家分享心中的一幅藍圖，畫面中我看到了一幅樸素的石牆，起初牆面就是完成砌造後未經修飾的。然而後來開始有很多的失智症朋友、照顧他們的家人一起圍到牆邊，用手上的顏料將牆上畫滿了色彩斑斕的圖案。這些圖案就是一個個回到上帝的愛中的美好見證。

讓原先灰黑一片的畫面，透過大家相聚、一起共同創造轉變為美麗的畫面，我想這正是上帝所賜的美好應許，失智者能因著瑞智重新與神連結，家屬也因著瑞智有了喘息的空間、安靜親近神的機會。

教會投入失智照顧，不代表一定是要以設立養護機構、開設日照中心等模式進行，只要牧者和弟兄姊妹能重新看到上帝創造人的美意，明白祂讓人有了神的形象，能夠認識神、活出神的樣式，帶著多一分的理解與耐心去包

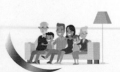

第一部
關於失智症，從身心靈重新認識它

容失智的弟兄姊妹，多一點問候和關心照顧失智者的家人，就足以讓友善失智的未來有了很好的開始。

　　若是願意投入失智照護的教會越來越多，我們的影響力就能由小到大，進一步推動失智友善社區，從醫療照護、預防走失、社會福利多面向同步著手，共同打造適合失智者生活的環境。

　　也再次邀請眾教會與弟兄姊妹投入失智照顧，在愛裡沒有懼怕，齊心預約一個不害怕失智的未來！

超前部署！
用愛與理解預約不失智的未來

湯麗玉
台灣失智症協會秘書長

　　預防失智症的超前部署，最重要的是學會如何趨吉避凶。在每日生活中，把握機會多運動、多動腦、多社會互動就是隨時可執行，並且是有效的方法。同樣的，若是長輩已開始有失智症狀，雖然失智病程無法逆轉，但生活大小事，在安全且能力所及的範圍內讓他們仍然自行打理；在教會讀經、唱詩、招待等服事，依舊可以交付失智者，當他們有所遺忘或不熟時，再從旁提醒或協助。

　　我們對於他人的印象通常是取決於自己怎麼去解讀對方的言行。當人們只看到一個人講話顛三倒四、舉止怪異荒誕，甚或脾氣古怪的時候，對於這樣的個體，我們很容易會將「怪人」、「講不聽」、「番顛」等形容詞，直接套在對方身上。

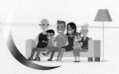

不過，人們所看到的，各種不符期待、不在規範內的言行舉止背後可能並非本意，有時是因為生病的緣故。「失智」和「老化」不同，不能簡單的認為我們變老後一定都會變成這種無法溝通的模樣，而忽略了及時就醫的重要性；也忽略了對失智者來說，看到自己在各方面的表達和行為、早年引以為傲的專長都一一失去時，他們心中有多大的失落與挫折。

慢慢改變，延緩失智進程

因著刻板印象，很多時候我們都以為，被診斷失智症代表已經很嚴重了，彷彿一個人只要失智了，他立刻就沒辦法做任何事！彷彿失智了，他就應該是行動遲緩、呆呆的樣子！然而，這其實是一種「失智」等於「癡呆」的刻板印象。真實的狀況是，一個人走進失智後的世界，是進入一段慢慢、慢慢改變的過程；輕度失智時，看起來和一般人沒有兩樣，而「癡呆」比較是中重度失智後的狀態。「失智」這個議題很重要、很值得正視沒錯，如果有人願

意多為失智者做些什麼，聽他／她說說話、關心他／她的感受與需要、陪他／她運動和參加活動，「慢慢」改變的過程，可以變成「慢慢慢慢」改變的經過，我們目標延長輕度失智且可自理的階段，試圖縮短中重度、照顧負荷較重的階段。

　　許多時候，大家其實都沒有發現，極輕度失智、輕度失智者，可能就環繞在我們生活的四周，只是我們沒有察覺而已！由於台灣失智症協會是國際失智症協會（Alzheimer's Disease International，ADI）正式會員，時常有機會與各國交流失智症照護經驗與理念，也多次邀請國外投入失智照護領域的專家們前來台灣參訪交流。

　　一位英國家庭醫師珍妮佛‧比特（Jennifer Bute），於2009年確診阿茲海默症，當時她僅63歲。雖然如此，她認為這是上帝給她的一份恩賜，讓她有機會從失智者的內在來理解失智者，並與人們分享。比特醫師在影片（掃描QRcord）中見證了失智者的經歷，清楚分享失智者的困難與

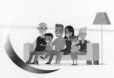

調適方法，也感謝上帝給她這個榮耀的機會，能分享、教育並鼓勵他人。比特醫師的兒子為她錄製許多影片，幫助人們更深入認識失智症以及懂得如何幫助他們。2019年，比特醫師仍公開演講，為失智者倡議，令人十分感動。

輕度失智，仍可和平常人一樣

我曾在一場民眾演講中播放比特醫師的影片，只是，在看完影片後，竟然有一位民眾不屑地說：「剛剛影片的那個醫師說有失智？怎麼可能啦！那是『豪洨』（台語：騙人的意思）啦！」從這位民眾的反應正好讓我們很清楚的看到，一般民眾無法接受，或者說，壓根兒不認為「失智者還有能力可以和正常人有幾乎相同的表現」。這就是我一直想提醒大家的：「輕度失智者，看起來和你我一樣。及時確診及治療，並給予支持、活躍參與社會，他們就有機會延長在輕度、可自理的階段。這對個人、家庭及社會都是最好的。」

認識失智，陪他／她了解十大警訊

　　另一個社會大眾常見對失智症的迷思，則是認為失智是老年人獨有的困境。好多時候都會聽到，大家認為大概要活到八、九十歲才可能開始有失智的狀況。如果有個人剛退休，或是還在四、五十歲的階段，就出現記憶力減退、認知功能不佳、個性大幅變化等狀況，時常就會覺得對方可能是憂鬱症、躁鬱症、退休症候群等等，反而錯過了及早介入的最佳時機，這樣是十分可惜的。

　　失智症是一群症狀組合成的症候群，這並非在生命邁向老年階段的正常狀態。失智症大致可分為退化性、血管性及其他三種類型，有時在失智者身上可能同時存在兩種或以上的病因。

　　失智症有十大警訊，分別是：

　　一、記憶力減退影響到生活。

　　二、計畫事情或解決問題有困難。

　　三、無法勝任原本熟悉的事務。

四、對時間地點感到混淆。

五、有困難理解視覺影像和空間之關係。

六、言語表達或書寫出現困難。

七、東西擺放錯亂且失去回頭尋找的能力。

八、判斷力變差或減弱。

九、從職場或社交活動中退出。

十、情緒和個性的改變。

十大警訊中，最不為人知的是「有困難理解視覺影像和空間之關係」、「情緒和個性的改變」、「從職場或社交活動中退出」這三項症狀。以失智者常出現的困難為例，無法正確理解視覺影像和空間之關係，如失智者在爬樓梯時有困難辨別階梯間的高低落差，常會不小心就會摔跤；又或者因為未能抓準空間或物體的距離，走著走著就撞到傢俱、不小心讓東西掉到地上。有許多失智者誤以為「鏡子」裡的影像是另一個真實存在的個體，無法理解鏡像反射的抽象概念，同時也忘了年老後的自己的樣貌，而與鏡子中的自己對話。一位奶奶在家中用餐時，從窗戶玻

璃上看見自己的影像，便對兒子說：「唉呀，家裡有客人啊。兒子你趕快去請人家來一起吃飯啊！」

警覺各種早期徵兆

另一位奶奶，失智前個性溫良有禮，教了一輩子的書。沒想到她失智後卻一反過去，變得時常「出口成髒」，也曾在教會進行主日崇拜時呼呼大睡，還發出了響亮的鼾聲。一位牧師提到，曾有失智長輩就在主日講道時突然站起來問他：「你到底講完了沒？我肚子好餓、我要吃飯！」。

過去熱切參與教會事工及聚會的兄姐，現在卻不明原因逐漸淡出教會活動中；原本事業有成的中年人，卻不明原因失去工作，或一直有困難維持穩定工作；許多時候人們以為上述狀況可能是憂鬱症引起的，然而「從職場或社交活動中退出」也是失智症的早期徵兆。

每位失智者出現的症狀不盡相同，然而失智者卻面對同樣的困境，是當他們不再深諳處世之道、不再彬彬有

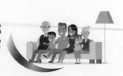

禮、不再呈現過去的自己時，常常會一夕間成為讓家人們感到丟臉、不願與之相處的對象。

失智者有困難察覺自己的行為失序，然而對沒有失智的人來說，在丟臉後的反應，最常見的就是把失智者藏在家中不讓他與外界接觸。然而關在家，只會讓各種症狀變得更嚴重、惡化得更快，產生難以改善的負面循環。

最好的解藥：愛與包容

要脫離這種負面循環，「愛與包容」就成了唯一的解藥。我自己和協會工作人員也有相同的經驗，有些失智症長輩講話超級直接，會毫不掩飾指著我們說「你怎麼白頭髮這麼多？」、「你怎麼吃得這麼胖？」有些剛來協會工作的年輕同仁，聽到有人說他們好胖超級傷心。可是轉念一想，知道失智者的表現都是生病後才產生的障礙，就可以諒解及包容失智的朋友們。

據統計，台灣直到2040年之前，每年平均會增加約17,000位失智人口；65歲的長輩中，平均每100位就約有8

人失智。隨著台灣社會人口老化的腳步越走越快，學會用愛與包容來接納每位失智者、給予失智者的家庭足夠支持與幫助，就成為刻不容緩的議題。

依據研究，每位失智者的歷程，至少都在大腦累積了二十年的病理變化後才出現外顯的症狀。為了不讓自己在老年時「一無所憶」，預防失智得有策略地及早開始超前部署。

多運動、多動腦、多社會互動

預防失智症的超前部署，最重要的是學會如何「趨吉避凶」。在每日生活中，把握機會多運動、多動腦、多社會互動就是隨時可執行，並且是有效的方法。同樣的，若是長輩已開始有失智症狀，雖然失智病程無法逆轉，但是透過多運動、多動腦、多社會互動亦能延緩功能的退化。

期待子女們不過度幫長輩打理生活大小事，在安全且能力所及的範圍內讓長輩仍然自行打理；在教會讀經、唱詩、招待等服事，依舊可以交付失智長輩，當他們有所遺

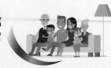

忘或不熟時再從旁提醒或協助。

當我們願意相信生病後生命還是有著無限可能，失智者通常也會不負眾望的繳出讓人驚豔的成績單。好比不只是比特醫師在失智後還有演講的能力，就連一般民眾在失智後，也不會如既定觀念中成了一無是處的存在。

及早打造健康生活

數年前的一場研討會，台灣邀請國際失智症聯盟主席凱特來台發表演說，主題是失智者人權。協會接到一通電話，有位年輕型失智的朋友來電表達出席意願，但被家人阻擋，家人說：「去幹嘛？你都失智了，怎麼還有人權呢？」但這位先生即便遭遇攔阻，還是隻身前來參加，甚至就大會議題提出了很好的意見：「我們時常在外出時迷路，如果視障人是可以有導盲犬的協助，那失智者是不是也可以有『導航犬』的協助與陪伴？」

時常動手做、與人交誼、保持起居規律外，生活中也應以多蔬果雜糧、減低紅肉攝取的「地中海飲食」為三餐

主軸，以及不過量飲酒、不抽菸。當每個人都能趁早開始打造適合自己的健康生活，預約一個不失智的未來，將不是遙不可及的空談。

當我們越能了解失智症帶來的症狀與變化，就更能知道該怎麼幫助和包容失智者。《聖經》提醒我們：「身子原不是一個肢體，乃是許多肢體。……身上肢體，我們看為不體面的，越發給他加上體面；不俊美的，越發得著俊美。……免得身上分門別類，總要肢體彼此相顧（哥林多前書12章14-25節）」。及早開始照料自己，也學會照顧並理解已經生病的失智者，兩相兼顧的預備才能迎接越發急遽的失智海嘯，大浪來到時依然站立得住。

讓他／她裡面的人，
被愛觸摸喜樂飛翔

林瑜琳
教牧協談神學博士
喜樂牙醫矯正專科醫師

有人說，愛情是盲目的；因為別人看不見她／他的好，只有他／她看見；因為他不是看著對方的外貌，而是看見了他裡面的人！看見了他裡面的基督的美好——有著榮耀尊貴的上主的形像樣式！聖靈引導我們的眼光，超越對方肉體的缺損，穿越認知功能障礙者的腦部受損的表現，看見了失智者裡面的人，觸摸其靈，與他產生互動，這像極了愛情。聖靈可以在雙目交視、靈的共鳴之時，點燃起他生命的從神而來的活力。

當失智者被愛，其生命力被啟動；當他被看懂，他的真我呈現；當被賦予愛的行動，這個人的基督的形像活

潑，喜樂滿滿，活出原型！

一、像極了愛情

與失智者的互動，其實可以像極了愛情，因為聖靈澆灌神的愛。

之一：「這就是愛情」！

愛情在生理的表現，乃出於高濃度多巴胺，有一種整個人活起來的飄飄然；在心理感受著，飆高的天地存在感，彷彿找到自己洋溢幸福滿足；在不會消失掉的我們的靈性裡，愛情，是源於確知終極耶穌基督在迎娶新娘的那天，我會在其中！基督門徒是耶穌基督的新娘，這就是永恆存在的愛情！

有人說，愛情是盲目的；因為別人看不見她／他的好，只有他／她看見；因為他不是看著對方的外貌，而是看見了他裡面的人！看見了他裡面的基督的美好——有著榮耀尊貴的上主的形像樣式！聖靈引導我們的眼光，超越對方肉體的缺損，穿越認知功能障礙者的腦部受損的表

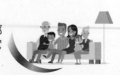

現，看見了失智者裡面的人，觸摸其靈，與他產生互動，這像極了愛情。聖靈可以在雙目交視、靈的共鳴之時，點燃起他生命的從神而來的活力。

愛使人可以聆聽對方的心聲，可以看見對方的真我，可以看懂對方的不足，使我們愛憐油然而生，帶起愛的小小行動：一個問候、一個牽手、為他唱一首歌，以及帶他讀一段聖經……。銀髮族可以有愛情，朋友之間，可以有愛情！

之二：愛情的奧秘

（一）愛情存在於哪裡？

希伯來聖經裡「愛情」（Ahava）這個字，用於愛情發生於上主與人、親子、夫妻、朋友、工作同事間；另外，彌迦書用「好憐憫」（Ahava），顯示出愛情也發生在憐憫間。

耶和華圍繞祂的百姓！在祂所愛的人左右。

當一個人看見對方裡面的基督，並且喜悅他時，愛情的生理、心理、靈性特質就出現了。耶穌要我們愛神，

並且愛鄰舍如同自己；當我們愛自己，認知自己在基督裡被天父喜悅，這像極了愛情。愛上主更多，才能愛自己更多，才能愛鄰舍更多！

（二）耶穌一生的愛情在哪裡？

耶穌說，凡是遵行天父旨意的人，就是他的弟兄姊妹和母親了。祂的愛人有母親、手足、和許多遵行天父旨意的人。他愛祂的教會，為教會捨己，耶穌在天父旁邊，繼續愛著那些雖然沒有見過祂卻是愛祂的門徒你我。

（三）全部愛情的實現

啟示錄21-22章中，基督迎娶新娘時，是全部宇宙所有愛情的實現！

之三：天天活在戀愛中

每一個相遇，都是上主為我們安排的鄰舍，美好的緣分，天父預定我們憐憫他，將主的愛給他。「你想，這三個人哪一個是落在強盜手中的鄰舍呢？」他說：「是憐憫他的。」耶穌說：「你去照樣行吧。」（路加福音10：36-37）對認知障礙者的憐憫，像極了愛情。

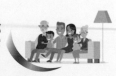

我們在與耶穌（我們的原型）相遇後，聖靈便將天父的愛澆灌下來，讓我們與自己的真我相遇。我們的真我，有起初神造的美好原型，也有因著世界而被扭曲的後原型；真我在基督的愛裡，繼續更新成長。而失智者通常不再隱藏自己的各種後原型——懷疑、易怒、恐懼、指責、任性……，腦部又無法分辨亂掉的投射，讓家屬及照顧者辛苦不已。

　　有人說，愛情是盲目的。因為愛能遮掩一切的過錯；被遮掩，就看不見了。愛情，可以讓人看不見對方的缺點與問題。當我們刻意地忽略、忽視對方的犯錯、跨界線、悖逆、過犯時，愛情就在當中。愛情，啟動了對方與自己的相遇，更多地接納自己。忽略認知障礙者大大小小的錯誤與不足，將讓他感覺到愛的降臨；耶穌赦免我們的過犯，這就是愛情。

　　愛，讓一個人可以作自己。我爸爸有次不小心提到高中時如何蹺家，我說，我們家三個孩子高中時也是都不想讀書；爸爸的口氣從猶豫到放心，他漸漸地敢跟自己接

觸。他會描述賭博的可怕經驗，從此不再打麻將；透露他用當時一甲地的錢買一部相機的經過…。

世上沒有完美的愛情，有褪了色變了調的愛情，有留不住的愛情，也有像刺蝟或荊棘鳥的愛情，讓人閃避悲戚；但我們卻不必再尋覓，可以天天活在愛情裡！更多看見鄰舍像耶穌的地方，就更多湧出愛，因為每個人都愛他受造的原型耶穌，這樣，可以解開已開發國家的青年那臉孔上滿臉的無聊。

主的門徒、基督的準新娘，天天活在戀愛中！

二、靈的互動，使神的形像閃耀喜樂飛翔

之一：請看見我

當您聆聽我，您可以看見我。當您看著我，請看見我裡面的人；這將幫助我想起，我曾經有許多美好的主賜的原型，我枯乾的生命就會活起、閃耀。引導我的生命裡曾經擁有許多的恩典，愛與被愛，快樂時光，我有很多像耶穌的地方。您看見了嗎？當我因著腦部器官生病，我忘記

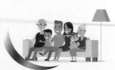

了自己的美好，請您幫我喚醒、幫我想起，謝謝您。

人都需要對自己的正直、認真的生命做回顧，被他人看見，尤其在初老或年長時。撒母耳跟眾人說：「我從幼年直到今日都在你們前面行。我在這裡，你們⋯⋯給我作見證。我奪過誰⋯⋯」。眾人說：「你未曾欺負我們⋯⋯！」這話對撒母耳是何等的安慰。

我爸爸細數他曾跳入漩渦救人、自己差點滅頂；大水災中出診，為了幫產婦接生，踩空小腿肌肉撕裂；如何突然警覺可能被利用，以著智慧的話語脫身；診斷出小病人非生病，乃因半夜起來打遊戲⋯⋯。

之二：請看懂我

真我包括原型和後原型。每個人都有軟弱的後原型，會有憤怒、遺憾、歉疚、羞愧、恐懼的時刻，甚至是還有一些尚未請天父赦免的罪。我們都仍有不完美，這是確定的；但請您以著耶穌的憐憫，讓聖靈帶您看懂我，領我得釋放、被醫治。

在腦部器官陳舊受損，思考變慢、聽錯、思路不暢通

時，您所聽到看到的，並非真我。當尋求知道此時對方外面的人（哥林多後書4：15，和修版）毀壞所產生的影響層面——他的身體與腦部經常在變化當中，適時用愛引導他原型活力升起，展現真我，祈禱聖靈帶我們看懂其魂的認知情感的後原型扭曲部分，甚至是可能的生命歷程的原因，然後在主裡明白他的需要，纏裹醫治釋放他，他裡面的人，就能在神的旨意裡，一天更新一天。有許多蒙福的認知障礙者，已經一直在經歷如此的恩典，天天更新，與主同行。

我們的話語，帶入主的肯定、安慰與赦免，這是每一個人都需要的。

之三：請給我愛的行動

（一）溫和的眼光和觸摸。耶穌看每個人的眼光，喚醒他們的真我：祢的溫和，使我為大。任何形式溫柔的觸摸，對方的靈都被觸動；身體接觸，靈就接觸。您每次的輕拍、握手、按摩……，都感動了我的靈。

（二）溫暖的話語。溫良的舌，是生命樹，朗讀主的話語，不但活化腦部，並且帶來醫治。超越時空、超越公平、超越報答的愛，最浪漫。主超越的愛我，我超越的愛他人，這是多重的浪漫。願我們都成為幫助鄰舍有信心與神連結的那一位，誤會永遠解釋不完，暫時將其擺放一邊，讓信、望、愛長存。

（三）過錯的遮掩。愛能遮掩許多的罪，此時腦部障礙的我，已無法靠自己走出這許多的生命的扭曲困境。當不計算他的惡，我們的愛讓他的靈活起來；許多美好的記憶就想起，自信提高。忽然，他對自己也滿意起來。有一天，我爸爸說：「其實，我什麼都不怕！沒有什麼東西會讓我害怕的。」哇，這是他多年認知障礙以來，第一次這樣信心滿滿的口氣！每當他的多巴胺分泌升起，他的幽默就忽然恢復，其樂融融；開始教我們他洗車的秘訣，各樣手動技巧

的功力。他可以自在地講出其幾十年的賽鴿，後來因為臨時搬家北上，請人打開四層鴿子籠，任其飛出，如今不知牠們命運如何，身為主人的遺憾——難怪，他對於住家後院飛來的鴿子口中記掛不已。

因為知道為主而做，主必紀念與獎賞，此時腦中酬賞機制啟動，多巴胺分泌增加，愛情的腦導素濃度增高。心理上，因為與主連結，存在感升起。靈性裡，等候與主面對面的那日；像極了愛情。有許多例子，記載在《銀色靈修讓愛流暢》那本書，有興趣者，歡迎閱讀。

像極了愛情，靈的互動，不只有對認知障礙者，對一般人也可以生命活潑起來。活出神的旨意原型，每個人就更「瑞智」，感謝主！

用心看見失智者生命價值，靈性關顧帶來盼望

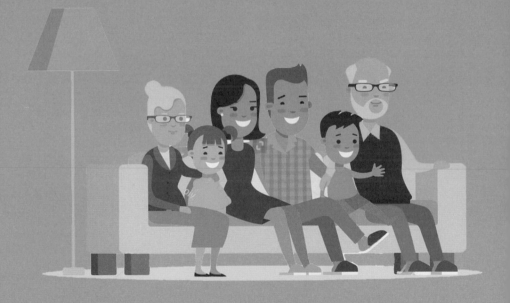

我們希望與教會連結，能集合眾人的力量，以基督的愛給予失智症家庭需要的扶持和關懷。

　　在教會裡，失智者有弟兄姊妹的關愛與陪伴，對他們的家人來說，可以和其他家屬、教會好友聊聊生活中的各種酸甜苦辣，一起為彼此代禱，在禱告中把困難都交給上帝。

　　專為失智者打造的各項活動，可以依照失智者的需要進行規劃，不僅讓失智者在白天有更多的活動機會，不但強化失智者功能，更讓失智者感受到被愛；二則也因著在活動時消耗體力，讓晚上容易入眠、建立良好作息。

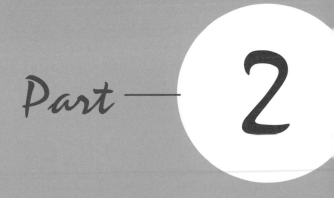

Part ── 2

照護失智雙親，
深信被愛的感覺不會遺忘
——湄湄的故事

多年前，台灣社會對於失智症的認識尚處啟蒙的階段，對於「失智」以及因失智而改變的認知與行為也常因著沒有足夠的認識，不只讓病人為此深深受苦，連帶也讓身為照顧者的家人們原有的生活起了極大的變化。

但失智者或許會慢慢忘掉所有的事情，然而「愛」的感覺是不會忘記的，我們可以讓他們深深覺得自己被愛。

雙親逐漸遠去的昨日

大概是從2007年開始，爸爸時常和我抱怨，媽媽老是在家做怪，有時候晚上還會一溜煙的偷跑出去，讓他覺得非常困擾。不過因為我在家中排行老三，婚後很早就沒有和爸媽同住，再加上律師的工作忙、我大概一週回去看他

們一次而已，也沒有覺得太奇怪。

雖然如此，我與其他的弟兄姊妹就決定聘請幫傭來減輕哥哥照顧的負擔。然而隨著時間過去，媽媽的異常狀況越來越明顯，她開始會無故和老爸吵架，已是老夫老妻的兩人竟然吵到要離婚。那時媽媽老是嚷著「現在你看到的爸爸是假的！」、「你爸有外遇，都不知道平常偷偷摸摸的跑去哪裡！」。

除了幻想外，媽媽還突然變得很喜歡到外頭四處撿東西，她會從舊衣回收箱拿很多衣服回來，她好厲害，會用一根衣架伸進箱子裡面去勾衣服。這些五花八門的衣物塞得家中一箱又一箱、到處都是。

眼見各種怪異的行為與幻想越來越離譜，再加上家人察覺母親雙手會止不住地顫抖，我們發現不對勁，連忙帶她去大醫院就醫。一開始我們想說年紀大、手又會抖，應該是「帕金森氏症」吧，沒想到神經內科醫師看診後告知我們，媽媽的問題是失智症引起的，而且確診病程已經進展到中度。

過了兩年，曾是軍人的父親也開始出現異常情緒與幻想，這時換爸爸覺得媽媽有外遇，而且時常會情緒突然失控，會在公眾場合為了小事暴怒，大吼大罵身邊的人。

　　有了帶母親看診的經驗，我們很快知道父親也需要就醫，因為爸爸的自尊心很強，所以我就連哄帶騙的跟他說「爸最近都睡不好，媽媽固定在看的醫師很漂亮啊，我們就去給醫師看看，然後拿一些好睡覺的藥。」就醫後，父親確診罹患失智。

從疲累潰堤中再次站起

　　爸媽接二連三罹患失智症後，讓我身心俱疲，因為女兒已經上大學到外地住校，所以週間我就搬回家和爸媽住，照料他們的起居，週末再回自己的家。

　　那時白天忙工作，晚上要照顧爸媽。有時會遇到媽媽在晚上堅持一定要找某樣東西，就得陪著她翻箱倒櫃、整晚都無法睡覺；再加上她會跑到外面亂撿東西，整個屋子裡除了舊衣之外也堆積各種雜物，若是偷偷清理掉被發

現，她會吵得不可開交。

我們曾經送媽媽去日照中心，雖然生活變得比較規律，鬧脾氣的情況略有改善，但她晚間的怪異行為和睡眠障礙仍三不五時的出現，在照顧幾年之後，我發覺自己也變得不太對勁。

我記得，日夜不間斷的壓力開始讓我每天起床就拉肚子，慢慢地，我常常感到很累卻睡不著，時常覺得胸悶、喘不過氣。連續看了很多次醫師，做了一大堆的檢查通通都正常。

最誇張的時候，我接連一週都沒睡，沒辦法只得去看身心科，醫師問診之後認為我已經有憂鬱症了，這時我的狀況也糟到完全無法工作，甚至連續一個月我連出門的力氣也沒有。

如此糟糕的情況，我選擇讓自己安靜下來並好好的沉澱。其實從照顧爸媽開始，我就呈現半退休狀態，自己生病後就順勢從職場退休。時間空下來後，靠著自己很強烈想要好起來的信念，在先生的陪伴下，我每天都強迫自己

 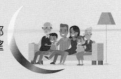

外出運動，也穩定的服藥、充分休息，自己的身心慢慢的安定下來。

我記得，當時身心科醫師建議，若長期照顧父母會讓自己的生活負荷超載，那麼尋求專業的照護機構協助，其實也是一個辦法。

在與其他手足討論過後，就開始著手安排讓父母住進安養中心，我們去參觀的時候，導覽的社工告訴我們，中心剛好有兩個名額出缺。然而，即便親身照顧過程中受了很多苦，但是想到要一次把父母都送到安養中心，內心覺得十分掙扎，因此，我們決定先安排照顧需求較大的母親入住。

非常感謝神的帶領，在入住名額一房難求之下，媽媽竟然能夠如此順利住進安養中心。母親入住後，我感覺背上的重擔輕省了些，也因著這個機緣讓我在安養院認識了上帝，成為基督徒。有一天我去安養中心探望媽媽時，遇到中心的護理長，她與我分享福音。當時我感受到從未有的愛與溫暖，我就信了耶穌，她同時邀請我去教會。

非常神奇，那時候我才發現，這位護理長邀請我去的教會，竟然和我以前上班的地方只隔了一條馬路的距離。當我第一次踏進教會，一聽到大家開始唱詩歌，眼淚突然就止不住地流個不停，莫名感覺過往的重擔突然全都放下了。我開始讀聖經、參加教會查經班，讓生命慢慢地從爛泥中被拉了出來，又有力量可以陪伴別人，我的憂鬱症得到完全醫治了；感謝主的帶領，讓我在最困難中認識祂並經歷祂的恩典與醫治！如今，使我有力量可以陪伴及幫助別人。

學習留下愛的感覺

　　第一次認識瑞智基金會（當時稱為瑞智事工），是在台北宏恩堂舉辦的「家屬訓練班」，當時我被邀請上台做見證，與大家分享自己照顧父母、從憂鬱症中走出的歷程。我跟所有家屬分享，我是律師，我不用擔心經濟的問題，加上我還有哥哥、有弟弟，甚至還可以請得起看護協助，我告訴他們：「像我們這樣『有錢、有閒、有人』的

人都倒下了，我能深深體會到你們心中的苦、背上的重擔，若沒有足夠的資源及支持系統，你們或許會跟我一樣，扛不住這與日俱增的壓力及困難。」感謝主，雖然因照顧父母我生病倒下來，但是我卻因此認識耶穌，得著醫治及力量，致使我可以走出來，由一個被幫助者成為幫助者，得以在照顧旅程中成為失智家庭的陪伴者。

每當看到失智長輩們的單純與快樂，我常思考，該怎麼做才能更多傳遞我們的愛，讓失智長輩的身心持續享有平安的狀態呢？

在苦難中看見需要，
學著與時間賽跑
——真貞的故事

　　回憶與兄姐們一同照顧失智父親的過程心中充滿不捨及遺憾，爸爸時常會自個兒跑到街上，說他要找一棟「紅瓦屋」。有一次他出門就迷路了，足足三天沒回家。

　　然而，當家人們帶父親回到老家，看到那棟熟悉的紅瓦屋，爸爸笑了，但是我們哭了。當下我深深明白：原來爸爸所尋找的是他生命深處裡的熟悉，因著對失智的無知，帶給父親是何等大的傷害！好深的虧欠頓時籠罩著我們！

　　帶著這遺憾及想彌補的心，父親過世後不久，我走進瑞智基金會，期望幫助更多失智症家庭能對失智症有足夠的了解和增加敏銳度，以減少遺憾及因此受苦的機會。

在失智症中受苦

據統計，台灣2020年的失智人口接近30萬。然而「失智」所帶來的影響不只限於病人本身，連帶需要負擔照顧工作的子女及其家庭也會受到牽連，以此來看，因失智症受苦的人，將是失智者人數的數倍之多。

我們家共有八個兄弟姊妹，各自成家立業，在不同的城市打拼。媽媽過世後，花蓮老家只剩爸爸獨居，由住在老家附近的大姐一家人就近照護及陪伴。

起初我們只覺得爸爸怎麼越老越「番顛」，不只曾經誤信他人被騙了數十萬的存款，還陸續出現很多奇怪的行為，他會從花蓮吉安鄉一路走到花蓮市區，一天可能還會走上個兩三趟。有時會在半夜醒來鬧脾氣，直說要回故鄉江蘇，各種不穩的行為和情緒，讓當時照顧父親的大姊感到困擾。

那段日子中，為了減低大姊的壓力，我們兄弟姊妹彼此輪流負起照顧父親的責任，起先我們將爸爸接來台北，

我和先生負責照顧；之後因著工作需要常出國，二哥便將爸爸接回家照顧。在二哥家居住的期間，爸爸許多行為讓哥哥很困擾，吃完晚餐到中庭散步，卻告訴街坊鄰居他還沒吃飯，肚子好餓，致使鄰居對嫂嫂有很大的誤會。後來二哥帶父親看醫生，就醫後，檢查出爸爸罹患失智。

家人們雖然知道父親失智，但對所有人來說，「失智症」依舊是個十分陌生的名詞。猶記得，後來父親從台北二哥家被三姐接到高雄照顧時，爸爸時常會自個兒跑到街上，說他要找一棟「紅瓦屋」。有一次他出門走著走著就迷路了，足足走了三天，從高雄澄清湖附近，竟然一路走到左營！

那三天我們大街小巷的到處找，但是一無所獲。以前沒有任何協尋的機制可用，只能靠警察廣播電台廣播；我們等到第三天早上接到警察局電話，爸爸在一家早餐店門口暈倒受傷，大家連忙跑去接他，爸爸因為迷路受到很大的驚嚇，看到他臉上及腳上的血漬讓我們很不捨。

因著苦難，學會疼惜

父親迷路受傷後不久，年邁生命遇到了另一個挑戰：吸入性肺炎，肺炎讓爸爸的身體狀況更不好了。時常進出醫院，他人生最後的七到八年間，都在床上度過。

臥床的爸爸需要使用很多種醫療管路維生，也有一段時間，因為放置胃造口的傷口會持續滲液，我們得要二十四小時不間斷地，每二十分鐘幫他換一次藥，在這麼頻繁且繁瑣的照護過程中，每位參與的家人們也因此多了不少緊繃的情緒與口角。

回首當時家族成員因緊繃帶來關係的改變，雖然爸爸失智後越來越沒辦法表達自己的感受，但我想當時躺在病床的他應該很焦慮、不知所措。家人們也因為不知道要怎麼妥善地照顧爸爸，同樣感到無助與無奈。

尋找記憶深處的家

當父親的治療告一段落後，透過家庭會議的商討，家人一致同意帶父親回到花蓮、回到土生土長最熟悉的地方。當我們回到老家，爸爸一下救護車看到老家的紅瓦屋，爸爸笑了，我們卻哭了。大家突然明白，在那次長達三天的迷路之旅中，爸爸好有毅力的從高雄澄清湖附近走到了前鎮區，而他一直要找的，其實就是他記憶深處中的「家」。

現在回想起來，我們心中充滿不捨，當爸爸看到老家的紅瓦屋，臉上由衷地流露出開心的笑容，這讓我深感，因著對失智的無知，帶給父親是何等大的傷害！好深的虧欠頓時籠罩著我們！

失智症雖造成家人們的痛苦，但也讓我體會，失智症家庭若能對失智症有足夠的了解和敏銳，就能減少遺憾及受苦的機會。

對於失智症病程的了解，不只在於適時就醫，也需包含如何延緩病程快速惡化，以及讓照顧者能在龐大的壓力中得著喘息的機會。為了回應自己對於失智症照護的看

 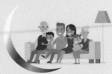

見，在父親過世後幾年，得知瑞智事工招募全職同工的訊息，禱告後放下原先醫療器材總代理的工作，放下累積近15年的人脈，放下高收入，帶著使命及照顧父親時的遺憾，走入這個全新的工作領域中。

開啟「甘泉咖啡坊」的事工

投入失智症事工之前，我長達二、三十年的時間都是負責業務及管理統籌類型的工作，過去工作經驗幫助我敏銳察覺失智議題的迫切需要，加上父親失智讓我更關注失智，因此走進瑞智後在徐文俊醫師帶領及瑞智同工的合一努力下，我們積極的進行瑞智事工的外展與連結。

從2014年起，我們開始了「甘泉咖啡坊」的事工，最初我們的焦點先放在家屬身上，希望能讓他們藉著兩小時的活動，得到的支持和陪伴及喘息。

第一次舉辦甘泉咖啡坊活動時，有六位失智者與家屬一同前來。當時的場地需要脫鞋，進到會場前要先走過一

道長廊，我看到來幫忙的志工蹲了下來，幫失智的長輩穿上止滑的襪子。因著這個舉動及家屬們後來的回應，他們感受到「被幫助」、「可以休息」的感受。這也奠基甘泉咖啡坊以「喘息服務」為核心的精神。

美好的感覺，不會忘記

另一個意外的發現，則是甘泉咖啡坊（編註：在本書第三部將會詳述，請見第152頁）也讓我們看到對於失智者的照護同樣重要。長輩們失智後心性就像小孩一樣的單純，很容易快樂，也很願意單純接受神的愛。

每次的活動中，我們就是帶長者們唱詩歌、讀聖經，再搭配各種不同的手作或繪畫活動，來表達對他們的愛與關懷。縱使長輩們每天都在和自己遠去的記憶賽跑，但我們知道，一次次活動帶來的喜悅，會進到他們的心底。他們會忘記事情，但是美好的感覺他們不會忘記。

目前我們積極推廣在眾教會以「甘泉咖啡坊」的服務

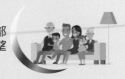

模式進行，已經連結台北行道會、南港復生教會、三重靈糧堂、大使命教會、台北基督之家、高雄鳳山浸信會、桃園市府靈糧堂等教會，也藉著各樣的培訓與研習會，期望讓更多人能一起加入瑞智事工，讓失智症照護的議題，能有越來越大的影響力。

愛與盼望同行，
找到困境中的支持與幫助
——蕙蘭的故事

　　2015年，楊爺爺開始對身邊的人產生妄想，就醫後診斷失智症。沒想到，僅隔一年之後，楊奶奶也接著失智了。照顧失智年邁雙親是個很顛簸、很辛苦的過程，然而因著瑞智同工與信仰的陪伴同行，讓家人在失智照護的這條路上，得著了天使般的幫助，知道自己是被支持的，可以繼續地往前行去。

妄想悄悄找上門

　　五年前，將近九十歲的楊爺爺有陣子突然不斷懷疑老伴有出軌的問題，一開始楊奶奶雖然覺得非常震驚，卻先選擇隱忍不動聲色。直到這樣的質疑持續三個月之後，楊奶奶再也忍受不住，向女兒蕙蘭吐苦水，傾訴這段時間

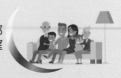

發生的事以及心中的不平及苦悶。

　　身為護理人員的蕙蘭，雖然婚後嫁到新竹，沒實際看到住在北部爸媽的生活情況，但聽到媽媽的抱怨，便很快地警覺到事情不太對勁，應該要趕快帶爸爸去看診。當醫師確診爸爸失智時的確感到無助，以她過去護理師職業本能知道這是一段漫長的路程，而照顧爸爸需要醫療與日常生活中同步進行，無助中同時積極的為爸爸找尋適合的失智症照顧團體。

　　雖是住在新竹，但蕙蘭有一位好友，她的媽媽失智，在台北行道會參加專為失智家屬預備的一個聚會，聽見蕙蘭的需求後，很快地推薦她與瑞智基金會接觸，到了甘泉咖啡坊。還記得，當時第一次參加時是瑞智舉辦的聖誕節特會，活動中看到爸媽很融入活動，好快樂、很有安全感，這讓蕙蘭決定要帶他們定期參加「甘泉咖啡坊」。

找到照顧模式、放下擔心

　　眼見楊爺爺因為參與瑞智基金會舉辦的活動，讓失智

病情越來越穩定，也讓蕙蘭著手開始為爸爸找尋更多參與相關課程與活動的機會，雖然過程中常有波折，但最終仍如願在爸媽住家鄰近的醫院、社區及教會，各自找到了可以加入的團體。例如想要加入醫院開設的失智據點課程，大概接近兩年時間才爭取到名額。在醫院多是由社工從疾病輔助的角度出發，引導長者融入每一次的活動。有別於在醫院較為制式化的流程和互動，對蕙蘭一家人來說，甘泉咖啡坊每次都有非常多的同工一起服事，這讓每位長者幾乎能得到一對一的關懷，也能夠按著每個人不同的需要，給予個別的照顧。

　　甘泉咖啡坊活動氛圍中一直在提醒身為家屬的她們，要看到失智者還有的部分，加強他們還有的能力。「寫書法」也是對失智者腦部狀況非常有幫助的活動，蕙蘭說：「在失智以前爸爸也是書法好手，但他已經很久很久不願動筆了，總是以『手沒力氣、身體不方便』等理由來推辭。當同工們知道爸爸的專長及停滯沒動筆後，有一次爸爸收到了一份驚喜，禮物袋裝的是一些書

法用品。」

　　同工們對爸爸說：「我們知道楊爺爺之前很會寫書法，希望爺爺能幫我們揮毫抄寫幾段聖經內容，因為剛好要佈置環境，很需要有這些作品來幫忙把空間佈置得更加豐富。」聽到同工們的請求，楊爺爺十分開心地接下任務，也很快的將經文的內容化作美麗的作品。蕙蘭說：「大家對他的需要成為一種練習的契機，剛好爸爸的個性一直都是非常規律嚴謹的，這讓他開始每天固定花兩小時來寫書法抄聖經，他的身心靈狀況都越來越穩定。」

認識神，有永生的盼望與安慰

　　蕙蘭也補充，爸爸年紀大了後有重聽問題，沒辦法聽清楚別人說什麼，很長一段時間他都宅在家、不願意與人接觸。然而隨著失智後會外出上課，有課程的練習，再加上有很多機會與人互動，看到他變得越來越活潑，也會常常站出來想要回答問題。

　　除了爸爸失智的狀況外，蕙蘭提到媽媽自從被質疑

有外遇之後就一直悶悶不樂，這樣的狀況持續一年後，她的身體狀況也走下坡，後來發現媽媽也失智了。然而媽媽的狀況比較屬於短期記憶的缺損，大致還能自理日常生活，因蕙蘭會固定北上帶爸爸參加甘泉咖啡坊的活動，也邀請母親一起參加，對她的身心狀況同樣有很好的幫助。

楊爺爺和奶奶沒有任何宗教信仰，所以參加甘泉咖啡坊之初，特別叮嚀：「雖然這是基督教的活動，但不可以因為參加，就一定要強迫我們信教。」一段時間之後，蕙蘭觀察到爸媽對於活動中與信仰有關的環節並不排斥，就更進一步帶他們一起參加瑞智同工組成的查經班，讓爸媽用更多透過讀經、欣賞影片來認識信仰，希望對他們有幫助。

一開始她們三人都還不是基督徒，但因蕙蘭求學及出社會後的職場都是在基督信仰環境中，所以對聖經內容不算陌生，除了爸媽參加查經班外，她也願意對此有更多認識，陪他們一起參加，同時希望爸媽藉此能有更多和別人

相處的機會。

在生活中接受信仰的薰陶

隨著信仰在生活中的薰陶，再加上有一次在甘泉咖啡坊，楊爺爺看到牛湄湄姊妹（人稱牛姊）播放了一小段牛媽媽追思禮拜的影片，促使老人家對於信仰有更多的認同與好感。他竟然主動告訴蕙蘭：「我的告別式也要這樣！」這讓她覺得很不可思議，很驚喜！

2018年10月底某個晚上，楊爺爺突然身體不舒服，送急診室後發現是很嚴重的闌尾炎導致腹膜炎，需要緊急開刀。蕙蘭回憶提到：「自己的醫護背景當然知道開刀是小事，但爸爸畢竟年紀大了，沒把握他一定能順利的復原。」因此當時她很慌張地打給甘泉咖啡坊同工，「他們一群人及台北行道會蔡垂德主任牧師竟然就立刻趕來醫院，為我們禱告和打氣。在進入開刀房手術前，爸爸也在病床前受洗成為神的兒子，把生命主權交給主。」

活著的每一天，為榮耀主做見證

感謝主保守，楊爺爺手術非常順利，在術後雖一度有譫妄情況，讓家人很困擾不知所措，但當蕙蘭在床前唱詩歌〈詩篇23篇〉給他聽時，竟然就平靜下來了，一直到出院、不再譫妄。記得有一次楊爺爺要蕙蘭拿筆及紙給他，說他想寫字，沒想到竟然在紙上寫下：「耶和華是我的牧者，我並不至缺乏。」這讓女兒深受感動，爸爸是一個手術後的中重度失智老人，竟然記得這經文，他失智了但竟然記得上帝的話！更令人意外的是，爺爺住院期間最常提的就是：「想快點出院，很想念甘泉咖啡坊，要趕快回到甘泉。」

楊爺爺身體恢復速度超過醫生預期，手術後一個月真如他所願回到了甘泉。他在所有甘泉家屬及失智者前做見證：「我以後活著的每一天都要為榮耀主做見證，因為是祂把我從鬼門關救回來的！」那段日子，尤其開刀後到恢復期間，一直陪在他身邊的家人，看到許多超過大家能

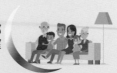

理解的見證，讓蕙蘭和媽媽感受到上帝一路上的看顧與保守，在同年的聖誕節蕙蘭和媽媽也受洗了。

因著神的憐憫及恩典，他們把自己的一生交給耶穌，讓祂繼續帶領前面照顧路程。

「大牛快去掃地」，
喚醒失智父親內心的記憶
——夢書的故事

　　甘泉咖啡坊是以基督的愛為核心，同工們帶著屬天的愛來關心並支持著每一個失智家庭，讓身為家屬的我們在這裡學會把擔負的重擔交託。疫情期間，甘泉的同工們對爸媽心掛念著，因此來到家中探訪兩老。原先爸媽不認得他們，當同工靠近爸媽，沒想到媽媽看到甘泉同工T恤上的「瑞智」logo，馬上說：「我知道那個，那個瑞智、那個甘泉！」媽媽頓時笑呵呵，和同工們一起開心唱歌。如同甘泉咖啡坊裡常告訴我們：失智者會忘記事情，但好的感覺他們不會忘！

　　每次來到甘泉咖啡坊，一下計程車，同工們站在門口親切迎接的招呼聲，「胡伯伯、胡媽媽好！」，爸媽隨

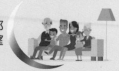

即露出開心滿足的笑容，這讓我們做兒女感受到極大的安慰。他們都稱我們為「甘泉第一家庭」，因為我們是瑞智成立甘泉咖啡坊時第一個報名參加的家庭！我們在過去六年，透過甘泉得到很大的幫助，雖然爸爸後來變得不太開口說話，常打瞌睡，但在活動老歌歡唱中，有時也會跟著大家唱。

熟悉感，帶來幸福與喜悅

有一次正在唱〈戲鳳〉時，爸爸突然開口大聲唱，並且說「大牛快去掃地！」這突如其來的聲音，頓時讓我和甘泉的同工及其他家屬們雀躍不已！從那次開始，在甘泉活動中，爸爸話變多了，甚至會在唱老歌時用歌詞對媽媽表達愛意！他們看起來好像什麼都不記得，甚至很難和外在世界互動，但透過某些情境他們突然被喚醒的是在最深處一個熟悉的記憶，是一首歌，一個地方，一幅畫，這些熟悉事物讓他們感覺幸福及喜悅。

父親是在許多年前失智，他一直是個自覺力很好的

人，起初是他最先發現自己有許多不對勁的狀況，主動開口跟我們說。

一開始家中的人都不知道有「失智症」這種疾病的存在。那時爸爸和我們提到，他開始覺得怪怪的，獨自外出時，會突然發現忘記回家的路。還有連住家地址、家用電話等資訊也一概記不起來。因擔心外出會迷路，讓爸爸選擇只在家人們一同外出時同行。而且我們也注意到，在外面他總是跟媽媽跟得很緊，一定要看到媽媽在身邊才安心。

許多日常生活中爸爸原先都能自己打理的事情，他也和我們說沒辦法自己處理了，需要倚賴孩子們代為進行。

綜合父親的自我察覺，以及家人們觀察到諸多改變後，我們很快地著手安排父親就診的事宜。早些年專門看失智症的醫師不多，而徐文俊醫師當時就已經投入在這個行列當中，再加上門診的時間也很剛好，就帶著爸爸去找徐醫師幫忙。

走進甘泉咖啡坊，身心樂活

　　起初帶爸爸在台北長庚醫院就醫，沒多久後因為徐醫師診次的變動，我們改帶爸爸到桃園長庚繼續追蹤治療。在桃園長庚的這段期間，瑞智基金會還沒有正式成立，同工莉雅以關懷師的身份在院內關懷來看診的失智者與他們的家人。那時我和媽媽都會陪著爸爸到醫院回診，莉雅每次看到我們都很親切地打招呼，也會特別問候爸爸媽媽的近況。幾次碰面後，她就向我們介紹，有甘泉咖啡坊這樣的事工，邀請我帶爸媽一起去參加。早些年主要是爸爸出現失智的症狀，一開始媽媽的身體狀況都很硬朗，直到近兩三年媽媽也診斷出帕金森氏症的症狀，因為生病的關係，讓媽媽的身體左側變得比較僵硬、不太靈活。

　　後來我帶著爸媽參加甘泉咖啡坊的活動，爸媽很喜歡這樣的活動，因為同工們都會很熱情的接待每一位來參加的長輩。再加上服事的同工足夠，可以更細緻的體貼回應

長輩們的需要。像是同工每次看到爸爸，都會特別提到他退休前在上班的狀況，這會讓爸爸覺得特別有親切感，也因為被照顧到，總是笑得很開心。除了給予失智長輩心靈與靈性的關顧外，甘泉咖啡坊對我們的幫助，能讓我們家屬彼此有經驗交流及喘息的機會。

　　因為對失智者來說，當他們生病了之後，其實就沒辦法很精準地知道自己處在什麼樣的狀態、需要哪些協助。這樣的情況讓照顧他們的人，不只要代為協助生活中各樣事物，有時也得在失智長輩發生幻聽、幻覺時安撫他們，與他們泰然共處。有一群同樣經驗的人、甚或這方面的專家可以因著甘泉咖啡坊聚在一起，大家對於在生活上面對的挑戰彼此交流，也學習到化解問題的方式，這都讓人更加知道要怎麼心平氣和地去應對。像是爸爸有時會在夜間突然掉進小時候的記憶裡，會讓他連帶開始有很多幻聽幻覺的表現。面對這種時空脫離的狀態，有了大家的經驗交流後，會比較容易用同理心來安撫爸爸，讓他可以安靜下來，慢慢再次進入睡眠的狀態。只要能幫助爸爸盡量保持

 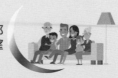

生活作息，沒有一直在日夜顛倒的狀態，整個狀況就會穩定很多。

在信仰中彼此扶持

疫情期間媽媽因在家跌倒，長時間待在家裡不能外出，雖然近日疫情漸緩，但是媽媽的體力顯然退化許多，六年來從不缺席甘泉的我們被迫不能參加。感謝主，甘泉的同工們對爸媽心掛念著，因此來到家中探訪兩老，他們把甘泉的喜悅及熱情帶到家中。原先爸媽不認得他們，已忘記他們，顯得有些陌生，但是當同工靠近爸媽，沒想到媽媽看到甘泉同工T恤上的「瑞智」logo，馬上說：「我知道那個，那個瑞智、那個甘泉！」媽媽頓時笑呵呵，和同工們一起開心唱歌，如同甘泉咖啡坊裡常告訴我們：失智者會忘記事情，但好的感覺他們不會忘！顯然甘泉咖啡坊帶給爸媽開心。

因著瑞智基金會提供的失智照護是以基督的愛為核心，在我們和基金會有共同信仰的情況下，看到瑞智同工

們帶著神的愛來關心並支持每一個失智家庭，也讓我們學會把重擔交託。如同腓立比書提到的，「應當一無掛慮，只要凡事藉著禱告、祈求和感謝，將你們所要的告訴神。」

照顧者長期肩負重擔是不可能的任務，但因著認識神，在禱告中交託我們的難處，祂就顧念我們的需要，讓人在倚靠中彼此扶持，能夠跨越重重難關。能讓人放心託付，因為瑞智服事的同工多數也都兼具了失智者家屬的角色。從照顧者到服事者這樣的轉換，我想是很難得、很不容易的歷程，但也因著這樣的淬鍊，讓同工們更知道長輩與家屬的需要，能以更多的愛心和耐心回應，讓我們得著需要的安慰。

打造專屬關顧計畫，
留下美好時光
——賢中的故事

　　甘泉咖啡坊的時間是每月二次、每次兩小時，除了固定參加瑞智基金會舉辦的活動外，家人們也為媽媽安排了專屬的照護計畫。

　　也因為時間拉得很長，所以在安排上，都不是說只要做幾次就好，而是要考量「能堅持多久」，這時好的照顧團體，不只幫助病人有適當的活動，也能讓家屬們在團體中感受到被同理，也能排解身心壓力，這才是更重要的。

　　媽媽是在五年前診斷罹患失智症，當時我沒有和媽媽同住，但都會定期回家陪她。那陣子覺得媽媽變得很容易忘東忘西，我先問了住在家裡的二姊，她不覺得有什麼奇怪的地方；問了妹妹，她也不覺得有什麼異樣。

可能是我比較敏感，就覺得有那裡不太對勁，因此仍決定帶媽媽去醫院看診。好不容易在醫學中心掛到號，醫師問診之後同時安排了許多項目的檢查，沒想到檢查報告出來，媽媽確診為罹患失智症，震驚之餘，我們要面對的是緊接而來許多的問題，包括要幫媽媽安排適合她的照護及活動。

美好的記憶會留下

媽媽確診後，我常在網路上搜尋很多失智症相關資料，有一天看到一則資訊提到，在萬華剝皮寮有一系列失智照護的活動與展覽，我就帶著媽媽一起去看看，想多認識一下。這活動和展覽是因應每年九月的「國際失智症月」（WAM, World Alzheimer's Month），台灣為響應全球失智症照護的相關倡議，集結失智照護團體、政府單位與醫療專業照顧機構，一同推出各樣講座與活動，希望能讓社會大眾對於失智症有更加正確的認識。

在那次展覽當中，有很多讓失智長輩能夠動手做、親

 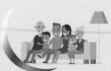

身參與的小活動。正巧瑞智基金會也有參加設攤，工作人員很熱情的邀請我們留下聯絡資料，介紹基金會固定舉辦的甘泉咖啡坊，歡迎媽媽和我參加。

日常照顧，從「心」出發

帶著媽媽來到甘泉咖啡坊，在每一次的活動中，帶領的同工會播放固定的「上課歌」，讓長輩們能慢慢習慣，只要聽到這首音樂的播放就是要開始上課了。接著引導長輩們透過簡單的暖身活動，來達到活動筋骨的目標。運動後則以靜態的老歌與詩歌歡唱、朗讀聖經等活動，再加上每次都會進行繪畫、拼貼等不同的手作課程，失智者還是能在認知、理解、動作上有所練習，讓身心狀況的退化能有效地減緩。

媽媽最喜歡的部分是唱歌，在家中她只要聽到音樂，就會很開心的跟著唱。每一次來到甘泉咖啡坊，都會發現大家非常親切和熱忱的對待來到的每一位長輩與家屬，就好像親人間彼此接待那樣溫暖。

當失智者在參與各樣活動時，甘泉咖啡坊的家屬支持團體也照顧到陪同來的家屬，讓我們和失智者分頭進行不同的活動，得到短暫的喘息時間。為我們安排一些與失智症議題相關的專題講座，工作坊中則是讓家屬們彼此交流分享在照顧歷程上的困難及各種經驗。不論是聽講師們的專題內容，或是大家互相聊聊在照顧過程中的點滴，都會讓人覺得「喔，有人在這個過程中，可以支持我！」

　　甘泉咖啡坊目前以每月二次、每次兩小時舉行，除了固定參加瑞智基金會舉辦的活動外，家人們也為媽媽安排了其他不同的課程，在家中持續陪伴與照顧。

　　我發現，每位失智者的狀況都大不同，甚至更精確地說，每個人在每天的病情變化也不太一樣。所以我們會觀察媽媽的心情，還有她的眼神，從她的這些表現來了解，是不是有什麼需要我們幫忙，或是日後得要多加留意的地方。

長久的照顧，需要好團體陪伴

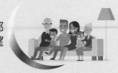

每位失智者在不同的階段都會有獨特的需要。像是媽媽一開始也會情緒不太好，有時候會把自己鎖在房間裡，但還好這樣的時間沒有持續太久，因為我們也都會很認真的汲取有關失智照護的知識，所以就比較能幫助到媽媽。久而久之，媽媽的狀況都蠻穩定的，偶爾鬧鬧脾氣，但很快就知道怎麼再讓她平靜下來。

　　除了家人們的悉心照顧，很幸運地我們找到一位好幫手一同來照料媽媽的生活起居，因為幫手可以很有耐心的對待媽媽，如果我平常在台北的時候，就會親自帶媽媽去參加失智照護活動，如果不在的話，就會請她幫忙帶媽媽去參加。

　　在這幾年的照顧過程中，照顧媽媽是個相當漫長的過程，面對的是每天起伏的狀況，若是自己不夠穩定，連帶也沒辦法妥善的照顧她。

　　也因為時間拉得很長，所以在安排照顧計畫上，都不是說只要做幾次就好，而是要考量「能堅持多久」，有好的照顧團體，不只幫助失智者有適當的活動，也能讓家屬

們在團體中感受到被同理，也能排解身心壓力，這才是最重要的。

在服事中日漸老練，
提供失智者適切的照顧
——惠芳的故事

　　婆婆是在十五年前失智，一開始因為不夠了解的緣故，曾讓婆媳關係一度進入緊張狀態。

　　當與瑞智基金會接觸，也加入了甘泉咖啡坊的志工服事，服事中累積的經驗，能讓我更知道怎麼在家照顧與回應失智的家人。也因著信仰，讓我深刻體會上帝是我們永遠的幫助，這使我就算挫折仍不致失去盼望，可以長期的堅持下去。

愛中成為幫助、投入服事

　　投入甘泉咖啡坊的服事已經有五年的時間。因著在台北行道會聚會，當瑞智基金會開始在教會舉辦講座、尋求服事同工之時，我很快就回應了呼召，很榮幸成為團隊中

的一份子。

　　起初，瑞智基金會到教會舉辦失智症照護相關的座談。當時我正面臨婆婆失智的狀況，這樣切合自身經驗的演講主題很快就吸引我參加、想要對此有更多的了解。

　　婆婆大約是十五年前失智，失智初期，那時她生活大概都還能自理，只是在洗澡這件事情上開始沒辦法自己來。還有那陣子她老嚷著說吃不飽，遇到人就會一直說「我肚子好餓，媳婦都一直不給我吃飯啦！」可是她說這話的時候，明明不久前才吃過正餐啊。

　　另一個比較奇怪的地方是，那時我先生下班後都會和婆婆聊個兩句，跟她說：「我下班回來啦！」但婆婆聽到之後的反應，卻是一直問：「你在家啊？你怎麼都沒有去上班？」

　　接續在婆婆失智數年後，娘家媽媽也走入了失智的世界。對我們而言，面對身邊至親接連都遭遇失智的問題時，若照顧者缺乏對此疾病有足夠的認識，其實會蠻難接

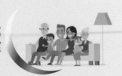

受的。畢竟身為子女，看到過去精明能幹的親人，失智後在講話與行為舉止上都有極大的不同，內心的落差讓人心理感到很難過。

更多了解、更好的照顧

雖然媽媽與婆婆暫無意願參與甘泉咖啡坊活動，然而自己仍藉著甘泉和瑞智基金會的各樣課程，更加知道怎麼照顧失智者，與他們相處。

甘泉講座的議題，廣泛的包括了失智照護、法律議題、心理支持等層面。而透過每一次甘泉咖啡坊的服事，讓我有機會帶領參與的長者們一起畫圖、唱歌、讀經，看到他們的身心狀況都有很大的好轉與進步，不只讓人覺得非常感動，也能把在服事中累積的經驗，用在媽媽與婆婆的身上，讓他們能獲得更好的照顧和回應。

每天和婆婆相處的經驗發現，婆婆年輕時在小學任教，當老師時她有很流暢的表達能力，可是失智後要說話

時，就得想很久才能找到適當的詞彙，這讓她開始變得不願意講話。

另外，婆婆剛失智的時候，曾經當過好長一段時間的「反對黨」，問她的每件事情她都說不要，每件事情都不願意配合。印象很深刻，大概有六年的時間，她都堅持只要吃飯，米飯以外的主食就是一概拒絕。

在還不夠了解失智者因為疾病而造成的言行變化時，自己也曾認為婆婆的各樣反應，好像是故意在找碴，因此曾在相處上有過比較緊張的關係，但隨著越來越能理解失智者的反應，會慢慢把不舒服的感受放下來，用同理的態度來面對。

現在婆婆還是會不願意講話。當她想看電視時，會示意我們把遙控器拿給她。這時我就會試著引導她練習開口表達，雖然很多時候她會看著遙控器說「手機」，或者想很久之後才吐出「開關」兩字，但錯了沒關係，盡量讓她有說話和動腦的機會。

在團體中共同經歷美好

加入甘泉咖啡坊的服事，在團隊彼此合作中，也讓我更加經歷基督信仰的美好與真實。參與服事的同工分別來自不同教會，也有各自的生活背景，但大家都願意放下手上既有的工作，一起投入時間來服事這些長輩。

因為大家是從四面八方匯聚而來，所以在事工的運作上也有許多要討論的地方。不過，每次的討論，同工們都是保持著很柔軟謙和的態度，不會執著非得要別人聽自己的才行。我們時常彼此提醒，「神給每個人的擔子都是祂親自衡量過的，不會超過自己所能擔的。」這讓我們在服事中雖然不免會有挫折與辛苦之處，但是仍然能保持平安與喜樂的心，知道神必定會給我們充足的供應、夠用的智慧與愛心。

足夠的疾病識能，再加上能在信仰中看見美好見證、有足夠的扶持，都讓我在失智症照護上越來越得心應手。

在《聖經・馬太福音》中，上帝對我們說：「凡勞苦擔重擔的人，可以到我這裡來，我就使你們得安息。」感謝神，能和很棒的同工們一起服事，信仰生活中也得著願意彼此代禱的姊妹，確信上帝是我們永遠的幫助，這使我們遇到再多的挫折仍不致失去盼望，可以長期的堅持下去。

以行動回應呼召，
團隊同工的失智照護
——徐姊妹與林弟兄的故事

　　參與甘泉咖啡坊的服事好多年了，我與老公負責不同服事，各司其職發揮自己的專長，在與瑞智基金會同工的彼此合作下，期望讓失智長者以及家屬都得到了充分的關懷。回顧這幾年來關心過的失智症家庭，看到這些持續關懷的家庭中陸續有很多人願意信主受洗，這讓我知道，上帝的心意是只要我們願意做，祂就願意使用我們。藉著這樣的服事，讓人深刻地看見神的愛，知道祂好愛我們，也讓我們更願意去愛人。

回應呼召，起身服事

　　信仰的教導讓我知道，「看到需要，就是呼召」，只要是服事上還有缺乏的，我們就很樂意投入參與。我與先

生長期在甘泉咖啡坊擔任志工，因為我們在台北行道會聚會，瑞智基金會當時來到教會辦家屬訓練班時，提到事工及需要；因著家族中婆婆與父親也都面臨了失智的問題，讓我們很想對失智症有更多的認識，就將這件事情放在心上、持續關注。

而甘泉咖啡坊正式在教會開辦之前，瑞智基金會先舉辦了一些前導活動和講座，讓大家能更認識失智症的問題和需要，那時我邀請先生一起去聽，了解失智症將是未來社會中必須要妥善面對的問題，也因為我們家的需求，就決定加入志工的服務行列。

走進甘泉咖啡坊，老公負責幫忙搬桌椅、陪伴失智長輩，而我則是負責家屬支持團體的主持和引導，讓每次的活動都能順利進行。

一開始和失智長輩互動的時候，慢慢察覺他們會有表達的障礙，常常聽他們說了許多話，卻無法聽出他們想要表達的意思。然而我們就學著單純「坐下來聽他說」，一次、兩次、三次，時間久了會發現長輩們的態度越來越親

切、越來越信賴，這也讓我們知道，雖然失智症會讓人有很多的變化，但其實他們都還是會認人的。

而且再換個角度想，每個家庭在遭遇到長輩有失智的問題後，長期照顧時面對著許多壓力。既然他們願意帶著長輩到甘泉咖啡坊來，我們就盡力陪伴長輩，讓家屬們能有喘息的時間。

彼此同工帶來盼望

當長輩們在甘泉咖啡坊被照顧與陪伴時，瑞智基金會也抓緊機會讓家屬們不只能得到休息，還能在這短短的兩小時中有所得著及充電。在專為失智者家屬開設的支持團體中，每次都會有不同主題的講座，這時主持人做的除了是讓每個流程都能很順利的進行，我會在一旁觀察大家的反應，也一定盡可能的保留家屬們可以彼此分享和傾訴的時間。

分享中，有時候會看到家屬們說出平常沒辦法說出口的苦痛，這時瑞智的同工們在有限的時間裡，除了聆聽

家屬的情緒抒發及照顧上面對的許多問題，也會為他們禱告，讓他們知道可以把重擔卸給神。

在與同工一起陪伴家屬的過程中，曾遇見一位先生帶著年輕型失智症的太太一起來參加活動。剛開始他們雖然願意來參加甘泉咖啡坊，但看得出來先生其實對活動沒有太大的期待，因為太太在失智後會不斷漫無目的地遊走，只要陌生人與她說話就會暴怒、情緒失控。這時我們做的就是從建立信任開始，透過先生來了解太太的喜好與需要，讓他相信可以放心的把太太交給我們。這位太太在剛來時，確實曾有幾次情緒失控、不斷走動的行為。但因為每一次活動開始前，同工們都有祭壇禱告時間，除了了解每次參加的失智者與其家屬狀況，也一起為他們所面對的挑戰禱告，因此大家都有足夠的心理準備，知道這位太太無法和人互動，會有情緒失控與遊走的狀況。這時除了試著給予安全的空間、自在的氛圍讓她隨意走動，也會適時安撫她的情緒，沒想到時間久了，她也願意讓同工牽著她的手、陪她一起遊走，不會再暴躁發怒。

 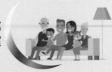

看見愛，持續投入

　　幾年下來，和瑞智的同工們一起認識了許多失智症家庭，看到這些我們所關懷的家庭中陸續有很多人願意信主受洗，這讓我知道，上帝的心意是只要我們願意做，祂就願意使用我們。藉著這樣的服事，讓人深刻地看見神的愛，知道祂好愛我們，也讓我們更願意去愛人。除了在每次甘泉咖啡坊進行的兩小時之外，同工們也都在日常生活中彼此鼓勵與提醒不要忘了事工開始的初衷，我們都希望失智長輩與家屬們能過得好、過得快樂，但也不要忘記，除了身與心的照顧外，也要關懷到每個人的靈性，期望更多人能因此認識神，得到生命真正的滿足。

在艱困中得著安慰與陪伴，
讓疲累的照顧者重新站立
──慧珍的故事

為了照顧失智的婆婆，身心承受很大壓力，在硬撐十年之後，我因著罹患乳癌病倒了。

面對這些挑戰，身為基督徒的我選擇用禱告來和上帝訴說這些難處，而上帝也回應了我，讓我能因著瑞智基金會的幫助，重拾平穩的身心狀態。感謝神，這美好的仗祂已經帶領我打過了！現在我可以好好孝敬婆婆，內心總是覺得很喜樂、很感恩。

當照顧者生病了

在華人社會的傳統觀念中，總會期待家庭中的女性能夠負擔照顧者的角色、打理年邁長者的食衣住行和起居。然而，對照顧者來說，若要長期擔負這樣的重責大任，卻

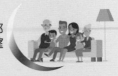

未能取得足夠的支持或讚美時，很容易就會因壓力倒下，成為另一位需要被照顧的人。婆婆大概是在1992年失智，因為失智症病人會妄想、情緒起伏比較激動，所以她在剛失智的時後，常常就會陷入苦毒的負面思考中，也常常把脾氣都發在媳婦身上。

失智前，婆婆長期在鄉下務農，在傳統觀念下覺得媳婦要按三餐服侍、要帶她去看病等等。每件事情都得按照她的指示和要求完成，只要有一點地方沒做好，婆婆就會動怒，一言不合還會反覆以死相脅，那時雖然知道要孝順老人家，但我要外出工作，孩子也都還小，很多地方也需要我照顧和接送，這些事都讓我覺得不知所措、每天都過得非常挫折。.

身心俱疲的日子熬了十年，到了2002年後，我開始察覺到身體不對勁，覺得不舒服，手臂也會明顯地感到疼痛、沒辦法舉起。這時候輪到我去醫院看醫師，沒想到做了一些檢查後發現，我竟然罹患了乳癌！

信仰中的希望與力量

　　罹癌後有一段時間暫時放下了沉重的照顧負擔，專心地完成治療、養生休息。然而回顧過去那段艱辛的歷程，我想或許是因為長期處在巨大壓力下，才會得到癌症。生病前的那十年，每天我做什麼都不對、都會被罵，好像家族內的所有不如意都怪到我頭上。

　　因著信仰，知道「人的盡頭，就是神的起頭」，我轉而將生活中、生命中遇到的各樣挑戰都放在禱告中，我在禱告中一次次的呼求上帝幫助，然後奇妙的事情發生了。開始禱告後沒多久，就在教會中聽到瑞智事工（瑞智基金會之前的名稱），是專門服事失智者及其家庭關顧。因這一路走來，在服事婆婆的事上實在是遭遇太多挫折了，就決定報名參加。

　　與瑞智事工相遇後，我慢慢放下了以往的挫折沮喪，尤其是認識了牛姊，她就像是天使般的來到我的身邊。在同工們的陪伴下，我在心中開始感到很安慰，原來真的有

人可以了解、同理我受過的苦。

此外，藉著瑞智事工舉辦的家屬訓練班與講座，我也從中得到非常多實用的失智症照護知能、各樣的專業訓練及失智者講座，讓我學到也改變很多照顧婆婆的方式。還有，最重要的是，在大家的陪伴之下，我終於明白失智症照顧不可能只由一人長期單打獨鬥的撐下去，如果從頭到尾都是一位照顧者要做完所有的事，那久而久之，照顧者一定會受不了而倒下的。

我不是一個人！改變後的新生活

在身心都得到充分的休息與幫助後，不只明顯感覺到自己能夠又重新地健康、強壯了起來，也開始覺得自己應該也有能力成為陪伴關心他人的天使，這讓我更進一步投入瑞智，以志工身分在甘泉咖啡坊中分享自己走過的心路歷程。

我都會一直叮嚀大家，在照顧工作上不要忘了為自己保留一些可以喘息的空間，家庭內的成員大家彼此應當

互相幫忙。以我們家來說，後來先生和孩子們也都會學習彼此分擔照顧的工作，對於婆婆因為失智後表現出的很多異常反應，也都能找到方式來引導與安撫。例如婆婆在失智後總說自己憋不住尿，出門時會隔幾分鐘就喊著要上廁所。以前會覺得她是在無理取鬧，後來知道這是她焦慮的表現，就會適時地安撫她，情況就改善很多。

另一個比較常見的，就是失智者時間認知錯亂的問題，常常白天嗜睡，到晚上反而睡不著鬧著要出門。這時除了尋求醫師在藥物上做出適當調整，也會記得要在白天引導她多活動，像是出門曬曬太陽、走一走，都是很棒的，這樣晚上比較容易入睡，家人們也可以因此得到休息。

對於生活處境與心境上的改變，感謝神，這美好的仗祂已經帶領我打過了！《聖經·以賽亞書》記載：「你們必得加倍的好處代替所受的羞辱，份中所得的喜樂必代替所受的凌辱；在境內必得加倍的產業，永遠之樂必歸於你們。」現在我可以好好的孝敬婆婆，也能每天吃好睡好，內心總是覺得很喜樂、很感恩。

找到精神養分，
面對失智不再慌張失措
——櫻芳的故事

面對媽媽的失智診斷，頓時覺得慌張、無助。我想一定是因為以前媽媽太忙碌、要操煩太多事情了，所以她的大腦才會生病。

然而，因著瑞智基金會以無私的愛陪伴，我不只放下了原有的憂慮，也重新在教會找到足夠的力量，能夠照顧陪伴媽媽的各樣需要。

媽媽今年八十多歲了，年輕時總將住家打裡得井井有條，每天忙碌的照顧家中所有人的生活起居。她一直都在家完美的擔任家庭主婦的角色，印象中她只有很短暫的幾年曾經到外面工作。除此之外，媽媽每天都為家庭生活奔波而辛勞，想要把各樣的事情都做到最完美。

找不到回家的路

　　如果有空，媽媽很喜歡去拜訪左鄰右舍，找朋友串門子聊天一直是她生活的樂趣，但約莫從七年前開始，我們注意到事情有點不對勁。媽媽一如往常有空就出門走走，但她卻常常迷路，有時候早上出門，到晚上還是找不到人，這情況非常頻繁發生，我們很困擾及無助。

　　針對媽媽的問題，家人著手找出不斷迷路的原因，透過網路搜尋相關的文章，我們意識到可能是「失智症」！就趕緊帶媽媽去大醫院的神經內科看診。

　　在醫師的診斷下，確定媽媽迷路的原因正是失智症的緣故。失智讓她的生活開始受到影響，雖然每個人或多或少都有在人生地不熟之處迷路的經驗，但失智者因為對於時間和地點的認知受到疾病的影響，才會讓她在住家周圍迷路、找不到回家的方向。

患難中的愛與希望

即便很快就找到問題的解答，然而一開始得知母親失智的消息仍覺得有些難以接受。母親剛確診失智症的那幾年，家人們都還在調適心情，學習如何照顧與陪伴失智的母親，當時認識了在醫院關懷家屬的瑞智基金會同工莉雅和淑玲，他們很熱心地邀請我和媽媽一起去參加甘泉咖啡坊的活動。

失智者講話常會顛三倒四，有時候也會有些出乎意料的行為和情緒，如果不夠了解，很可能會對失智者退避三舍。然而，在甘泉咖啡坊服事的同工們都非常清楚這些狀況，每次聚會的陪伴照顧中都能看到有許多同工，幾乎是以一對一的方式陪伴長者；看到同工們對長輩的呵護和關懷，讓人覺得就算是只有短短的兩小時，也真的能讓我們放心休息，有很好的喘息機會。相較於政府經營的照護機構或團體，在瑞智基金會同工的身上能讓人感受到更多的愛心與耐心，這種態度是自然流露的。也因為這樣豐沛的

愛，會想要把時間空出來固定參加聚會。

「漂亮媽媽」是在甘泉咖啡坊裡大家對媽媽的稱呼，每回聽到同工叫她，和她打招呼時，媽媽臉上隨即露出害羞卻開心的笑容，身為照顧者，長期處在壓力下的我，來到這兒，除了得着片刻喘息，同工的陪伴及鼓勵，讓我也走出來，擔任志工及成為瑞智烏克麗麗詩班的一員，除此之外我也帶領甘泉咖啡坊的暖身律動操，因為在媽媽失智後我取得樂齡律動的認證。

常保安心、平穩的生活

甘泉咖啡坊原為固定隔週舉辦的照顧者支持團體，因著二〇二〇年突如其來的新冠肺炎疫情，在農曆年之後活動只好暫停。即便是宅在家防疫的日子，瑞智基金會仍不忘為長輩們的居家時光帶來許多歡樂。實體的聚會雖然被迫暫停了，但是好感動喔，我們仍能收到來自同工們滿滿的愛心與關懷。

媽媽這幾個月都會按月收到一份材料包，裡頭是不同

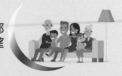

的手作材料，先寄來了口罩套的布料，然後是五餅二魚遊戲、手作創意拼貼相框、植物盆栽。五月份的時候，基金會捎來的則是母親節應景的玫瑰花束。每一份不同的手作活動材料包寄達後，就會看到同工們非常貼心的在大家聯絡的群組中上傳製作指南及影片。媽媽和我就可以一起照著影片說明步驟完成作品，她做完口罩套的時候，真是超級開心和十分得意。

對照媽媽剛確診時的不知所措，看到她現在還是過得很快樂，我們從瑞智基金會得到許多精神上的養分，這讓我覺得自己從沮喪中變得堅強了，有力量面對媽媽生病後的各種需要。

看見需要，
為失智家庭帶來祝福
──三重靈糧堂齊心開啟照顧據點

透過瑞智基金會的培訓與協助，三重靈糧堂放下原先的擔心，在數年前開始失智照護據點的服事，成為當地居民的祝福。

艷鳳師母提到，因著信仰，能讓同工服事時總保持笑容與耐心，「也因著從神而來的愛，讓更多人願意走進教會，在身心靈都得到照顧與滿足。」

在台北靈糧堂的事奉團隊，以及萬小運牧師、游艷鳳師母的同心開拓下，透過辛勤禱告、密集探訪和邀約，三重靈糧堂於一九八八年建堂。三十年來，教會發展雖然未必一帆風順，但因著同工們的持續堅持，依然能不斷有外展事工，教會也持續成長，可以將福音帶給更多周遭還沒

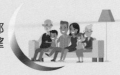

信主的民眾。

看見需要，成為事工的開端

　　艷凰師母提到，三重靈糧堂算是年輕化的教會，聚會的會眾以年輕人、學生、兒童居多，然而會友們的家人未必是基督徒，但他們也都是教會關心與牧養的對象。

　　「幾年前，有一位會友來跟我說，家中長輩突然會在家中隨意大小便，這樣的情況讓家人們都覺得很困擾。」艷凰師母認為，為會友們禱告是牧者一直持續不斷的工作，然而當弟兄姊妹的家中面對這樣的挑戰，光只是代禱又是遠遠不夠的，「這樣的情況讓我們覺得，不能消極的什麼都不做。眼看對於高齡長輩照顧的需求開始浮現後，因著牧師剛好認識徐文俊醫師，知道他對於失智症的照顧很有負擔，就先請他來教會開設講座，我們也鼓勵有需要的會友們前來聆聽。」

　　瑞智基金會起初先在三重靈糧堂小組長例會中授課，

進行了兩次的座談，從最基礎的失智照護觀念開始談起，也讓有負擔要投入失智照顧事工的志工們觀摩甘泉咖啡坊的運作。

艷凰師母表示，一開始教會有點擔心，不確定事工能否順利的運作，「然而透過徐醫師的講座，也看到瑞智同工們對於照顧長輩時總是很熱情、很喜樂的付出，都讓我們放下了原有的擔憂，在既有的長輩事工基礎上，開啟了失智照顧據點的這個新里程碑。」

做眾人的幫助與祝福

當教會開始投入失智者關懷，艷凰師母發現更多的需要就接二連三地自然浮現，「對失智症還沒有認識的時候，面對長輩突如其來的改變，或是有些很古怪或脫序的行為，時常都會有各樣的情緒起伏或指責。然而了解之後就會知道這是生病的緣故，並非故意要找麻煩。當我們能理解這些狀況，開始關懷後，時常會遇到會友們來和我們

 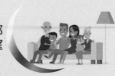

傾訴，他們的家人可能很早就開始有失智的症狀，又或者是鄰居、親戚面對了失智的挑戰，這讓我們有更多機會能成為別人的祝福，在需要時給予他們安慰和幫助。」

對失智者開放的據點

眼見會友家中的需要，因著衛福部的失智照護服務計畫而開啟了失智據點事工，艷凰師母表示，「開始和擔任失智共照中心角色的馬偕醫院、輔大醫院合作，共照中心會轉介有需要的失智者及家屬就近來參加照顧據點的活動。我們的據點是對任何失智者開放的，歡迎每個人來到教會尋求幫助。」

目前三重靈糧堂每週二、週日都有整天的據點活動，「縱使並非來到據點的長輩都是基督徒，但他們還是很願意來參加主日聚會。另外令人感到奇妙的是，教會都是用國語來作禮拜，但長輩們多數習慣使用台語，所以他們其實是聽不太懂禮拜的內容，然而他們在這裡，每次都會被

熱情招呼、得到會友們的關懷，所以就算聽不懂，他們還是很喜歡來到教會，甚至還彼此吆喝『要來作禮拜喔！一起來啊！』」

關懷失智長輩的同時，三重靈糧堂也看見許多肩負照顧長輩重任的印尼移工們也是需要牧養的對象。艷凰師母提到，剛好教會內有一位印尼華僑，他就開始關心這些移工朋友，透過破冰遊戲、彼此分享來為他們打氣，久而久之移工們也都可以感受到大家的愛，因此成立了一個印尼小組固定聚會。

「前陣子有位移工阿蒂跑來跟我抱怨，不高興地說阿嬤在客廳大小便、一定是故意找她麻煩。聽到這件事，我們除了安撫她的情緒，也耐心和她解釋，阿嬤是生病了，因為很多事情都忘記了，所以她找不到廁所。我們知道她很辛苦，但也希望她能體諒阿嬤的狀況、不要那麼生氣。」

因著三重靈糧堂與服事同工總是以滿滿的笑容和耐心

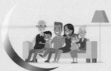

回應每一位失智者和照顧者的需要，這種從神而來的愛與真實見證，也讓長輩們願意在年老時打開心房，受洗成為基督徒。艷凰師母說：「最近就有一位阿公、一位阿嬤是因著失智據點的活動來到教會，進而信主。也還有一位長輩，雖然還不是基督徒，但卻願意先開放家裡供小組聚會。對教會來說，失智照顧的工作是個完美的契機，讓人願意走進教會，使得身心靈都得到照顧與滿足。」

著眼高齡化浪潮，及早預備

艷凰師母再舉《哥林多前書》九章23節中的教導：「凡我所行的，都是為福音的緣故，為要與人同得這福音的好處。」隨著社會高齡化的腳步越來越急遽，教會除了應該要看重失智者的服事外，失能、缺乏適當照顧與關心的長輩，以及辛勤照顧的家屬，應該也都要成為教會關懷的對象。

「服事長輩是要讓他們能得著應有的尊榮，服事家屬

除了體恤平日的辛勞外，更要帶著他們用上帝的眼光來看自己的價值。這樣才能真正獲得支持，減少在勞苦中產生抱怨與不平。」

除此之外，艷凰師母也認為，社會應該將「認識失智症」成為從幼齡開始的普及教育，「越早了解失智，才能從小開始就知道如何善待阿公阿嬤。當長輩們在生活中可以得著鼓勵和讚美，就能讓身心靈的退化延緩，擁有更好品質的晚年時光。」

因神得著滿足的喜樂，
使被服事者與事工團隊同得益處
——台北基督之家的失智家屬支持團體

目前台北基督之家的「失智家屬支持團體」每月固定舉辦一次，每次都有十多個家庭來到這個被愛和溫馨環繞的團體，讓身心靈都能得到照顧與充電。

王純玲傳道引用《聖經·路加福音》：「因我們神憐憫的心腸，叫清晨的日光從高天臨到我們，要照亮坐在黑暗中死蔭裡的人，把我們的腳引到平安的路上。」當失智症的家屬要面對失智者的脫序情緒與行為，使生活一片混亂，卻因倚靠神而得著幫助，使他們從苦境中轉回，內心重新得著力量與平安。

台北基督之家的異象是「對內彼此相愛，對外廣傳福音」，自1969年建堂之後，持續以各種方式連結眾教會、

參與國內外宣教，要使更多人認識耶穌，接著進入教會得著關懷與牧養，成為主耶穌的真門徒。

以自身經驗為起點的失智照顧

2019年9月台北基督之家開始「失智家屬支持團體」的社區服事，事工負責人暨雙語牧區王純玲傳道提到，對於失智症的關注，起源於照顧母親的辛苦。王媽媽於十年前罹患「路易式體失智症」，同時教會中幾位牧長的父母也罹患失智症，促使純玲傳道積極了解失智的相關議題。

純玲傳道提到：「七年前看到一部日本影片，描述在日本的一位單身長輩，因為罹患失智症，政府先是將長輩送到養護機構照顧，接著再把長輩原先的住處出售，將售屋所得做為支付照顧機構的費用。然而，隨著物價上漲，這筆照顧費用比預期的還早用完，這時長輩就落到無力支付照顧費用，卻又無家可回的窘境。」

純玲傳道看完影片，心中很難過，一夜難眠。在照顧母親七年後，雖然知道那可怕的感覺沒有那麼快來到，可

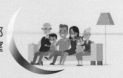

能是十年、十五年後才要面臨，但是當時看完影片，心中的感覺彷彿困境就在隔日要發生。基督之家一直期許教會就是永生神的教會，是真理的柱石與根基。以此理念為出發點，純玲傳道期盼透過成立家屬支持團體，讓家屬彼此可以說出苦衷，彼此互相關懷與支持，讓教會成為他們的避風港。

團隊同工，營造家的氛圍

因為失智者家屬的身分，再加上期望能服事更多失智家庭的負擔，讓純玲傳道開始和瑞智基金會接觸，「起初是因瑞智基金會要辦『禱告會』，跟基督之家借場地，後來我受邀到甘泉咖啡坊做見證，與大家分享我照顧媽媽的經歷。」

隨著純玲傳道回應失智照護的呼召，上帝一步步供應事工的每一項需要。「起初，我們向上帝禱告這事工需要十位同工，一同建立愛的團隊，讓來參與的長輩們能有家的感覺。很奇妙地，上帝就感動了十位弟兄姐妹加入

服事團隊。」

　　因此，事工開始之初，除了裝備同工，讓他們有足夠的失智照護知能，也安排同工前往甘泉咖啡坊觀摩，幫助大家對於服事流程、與長輩的相處等細節有更好的掌握。

　　不僅以甘泉咖啡坊的模式為雛形及核心理念，基督之家的失智家屬支持團體同樣看重為失智者和家屬們的代禱，在長輩們的活動安排上秉持著基督信仰的精神，將福音融入其中。「我們希望能讓來的長輩提升與他人的互動、訓練肢體的靈活度，也能有機會練習說話的功能。我們透過作體操、唱詩歌、讀經文、讚美神等活動來帶領長者，並在活動結束後做檢討與調整。」

　　針對陪伴長輩們前來參加的家屬，純玲傳道則規畫了一系列「心靈重建和全人醫治課程」幫助家屬能在漫長且辛苦的照顧過程中找到平衡，不會只顧到了長輩，卻忽略了自己，甚至讓自己的身心靈陷入生病的狀態中。

　　此外，為讓失智家屬支持團體能有溫馨融洽的氣氛，

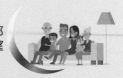

服事團隊中有兩位特別善於點心製作的姐妹，也會為每次的聚會精心製作各式不同口味的點心，像是石榴凍、綠豆湯、水果茶、餅乾、茶葉蛋、髒髒包等，都是姐妹們特地用心烹調。而這份心意也感染了來參加的家屬們，他們也會帶來各樣好吃的小點和大家分享。

以愛服事，靠神得著滿足

若以世俗的眼光來看，人們總會希望付出能得到同等的回報。然而純玲傳道提醒，「因著上帝很愛我們，這份愛能讓人放下個人的追求。知道因著上帝已先愛我們，所以我們有能力可以無私的付出，只要看到被服事者露出快樂的微笑，就覺得一切已得滿足。」

「也因為「愛」的緣故，讓同工們不單單在支持團體中付出，而是能藉著服事，能與教會內的弟兄姐妹有更緊密的連結，還從中學會彼此幫補、互相體諒的功課，讓人能在其中領會「越服事越甘甜」的美好。」

「一開始我們對於要服事失智家庭有不少擔心，是否

有我們無法預料的狀況。但隨著以團隊照顧模式的實際投入，發現各樣挑戰都是可以克服之外，也很開心地看到，同工們因著服事不斷發掘過去未曾有的恩賜。像是我們有一位七十歲的姐妹，不只是在服事失智者的過程中，懷念過去奉養父母的時光，也發現自己還有足夠的體力可以帶領大家做健身操，甚至能帶領失智長輩做肩頸健康操。同時，上帝紀念這位同工的擺上，她被一家中醫診所聘用，擔任櫃檯行政的工作，生活過得充實，也受到大家的賞識。」

目前基督之家的失智家屬支持團體每月一次穩定舉行，純玲傳道期待，每位服事的同工和來參與的失智者和家屬，都能在充滿愛與溫馨的氛圍中，活得更喜樂、更健康，得著平安。

讓長輩到我這裡來，
重拾健康與活力
——高雄鳳山浸信會的失智照護事工

回應十多年前開始的異象藍圖，高雄鳳山浸信會從「失智照顧據點」做起，希望能讓教會成為有老有少、彼此陪伴與幫助的佳美之地。

協助事工開展的建翔執事夫婦說：「教會相信只要持續陪伴與關心，就能為長輩們的生命帶來祝福。」

讓孩子與長者都到我這裡來

高雄鳳山浸信會自1989年由美南浸信會宣教士張福德牧師夫婦帶領建堂，先在高雄市青年路成立佈道所，再隨著教會穩定成長發展，自2008年起搬到鳳山區文中街，成為社區鄰里的祝福。

每到週末下午，中小學階段的孩子們成群結伴來到教

會，有人拿起樂器開始練習主日禮拜要彈奏的詩歌曲目，也有人拿著書到教會溫習功課，或僅是到教會找好朋友碰面閒聊，讓會堂內各處都鬧哄哄的，充滿了活力。

廖建翔執事夫婦，與陳秋敏姊妹對此笑著說：「大約從十年前開始，教會內吸引很多的孩子在此聚集，甚至看到孩子們與長者融洽的相處作伴，每個人都笑咪咪的、十分開心。這就是在我們心中共同期待的教會發展願景和目標。」

當鳳山浸信會依照異象發展，成為孩子們喜愛前來的地方之後，教會便進一步回應起初的感動，開始著手參與高齡長者的照顧事工。

建翔執事回憶，鳳山浸信會約莫是從四年多前開始一系列的計畫，「政府自2016年9月起開始推動『長照十年計畫2.0』（簡稱長照2.0）這個計畫是建立以社區為基礎的照顧模式，讓長輩們的晚年能夠兼顧照護需求，也保有熟悉的生活環境和品質。」

回應政策，鳳山浸信會起初著手的是申請教會成為

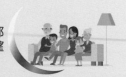

「巷弄長照站」（C型據點），不過當同工們進一步了解申請的相關細項內容，就發現實務層面有許多難以達標之處。「除了在硬體設置、照護人員資格都有很明確的要求外，繳交的申請報告書當中，也需要詳細的對於服務鄰里的老年人口組成有所說明。當時我們很認真地蒐集資料，也都盡量與鄰里長交涉，但因為涉及個資法的緣故，這些資料終究無法順利取得。」

雖未能如願讓教會成為長照C型據點，不過建翔執事夫婦和同工們仍不氣餒的轉換方向開拓高齡事工，「我們退一步改為發展社區的失智照顧據點，慢慢從教會內的長輩們做起，進一步與厝邊頭尾的阿公阿嬤建立關係。」

在信仰中，一同為服事擺上

從在瑞智基金會學習到甘泉咖啡坊運作模式，以支持團體及教會關懷網路的建立，來服事失智症家庭，開始了失智症事工。

即便最初參加的長輩屈指可數，但鳳山浸信會仍然用

心準備課程，以最好的品質來服事每一位長輩。授課教師之一的秋敏提到，「那時我們除了用心照顧每一位來參加的阿公阿嬤，對外，我們也不放棄任何可以推廣失智事工的機會。」

促進健康、靈性飽足

同工們除了積極關懷由失智共同照護中心轉介而來的個案，也主動關心會友及親朋好友是否在長輩的照顧上有相關的需要。「恰巧，在2017年年底在高雄展覽館有個與失智樂齡相關的博覽會，教會有受邀參加，讓我們有更多對外連結、請益的機會。」

因著起初要申請長照C型據點的緣故，委身鳳山浸信會失智照護工作的同工們都通過照服員的資格認定，也持續在相關專業上進修培訓。當同工們在一場研習會中認識瑞智基金會，彼此分享交流後，已準備好的能量很快就激起了火花，讓越來越多的長輩願意走進教會。

以基督信仰為根基，帶著更多的愛心與耐心服事所

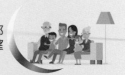

有來到失智據點的長輩，這讓鳳山浸信會開始經歷事工拓展的秋敏老師說：「最初我們只在週一和週五提供兩個半天的服務，隨著越來越多的長輩加入據點，我們除了不斷改善服務流程，也增加了據點的服務時段與內容豐富度。目前活動共有「延緩失智失能運動」、「認知促進」、「樂齡悅動」、「藝術輔療」、「音樂輔療」、「手做藝術」、「歌唱班」、「養生保健」八個項目，除了禮拜六全天、禮拜天下午休息之外，其餘時間都安排有精彩的課程，歡迎失智者前來參加。」

陪伴與關心，為生命帶來祝福

對此，建翔執事夫婦觀察到，充分的愛與關心，讓失智者在身心狀況上都有很大的變化。「例如團體中有一位獨居長輩阿雲姊，她的孩子們都出社會到外地工作了，沒辦法與媽媽同住。雖然孩子們的成就很不錯，但阿雲姊長期一個人悶在家，身體機能也慢慢變得不好。剛來到我們的照護據點時，她總是話不多的在一旁觀察。隨著彼此越

越來越熟悉，阿雲姊也會主動關心別人、很喜歡和這裡的小朋友互動。她說這裡和她想像得很不一樣，就像是個大家庭，家人間很願意互相關懷與幫忙。」

「有時候也會遇到狀況比較不能自理也無法表達的成員，像有一位五十多歲的阿姨，她因為失智症的緣故造成邏輯與空間觀念的異常，再加上阿姨還患有婦科疾病，這不只讓照顧的難度大幅提升，也讓我們多了不少善後清理的工作。但我們仍相信只要持續陪伴與關心，仍能為他們的生命帶來祝福。」

帶著不停歇的使命感與熱忱，鳳山浸信會期待，失智照護據點的工作不只可以為長輩們延緩失能的進程，也能藉此讓家庭照顧者得以擁有喘息的機會，讓失智者與家人都一同得到關顧。

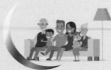

以福音為中心的
失智照顧教案與實作

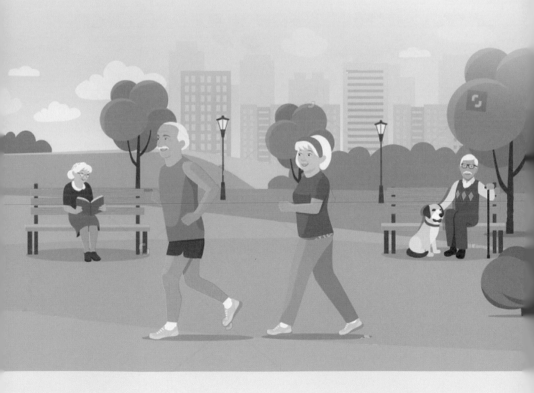

一份專屬失智症的全方位照護，除了要定期以正規醫療來追蹤控制病情；要真正實踐「好」的照顧，則得從日常起居著手，幫助失智者延緩失智進程，也讓整個家庭都以愉悅的心境面對生活。

　　在各個教會推廣的活動中，我們不只是藉著唱詩、讀經、手作等內容，讓人在活動中與耶穌的愛相遇。更重要的是我們相信，即便是在人看來失智的狀態，他們讀過的每一句經文、發出的每一聲讚美，都還是能進入他們的心靈，讓人與上帝真實產生連結，讓愛與關心，帶來生命的祝福。

Part — 3

甘泉咖啡坊
緣起、意義與標準流程

■意涵

－甘泉咖啡坊是專為失智症家庭預備的支持團體。

－甘泉，乃是指從神來的泉源，「人若喝我所賜的水，就永遠不渴：我所賜的水，要在他裡頭成為泉源，直湧到永生。」(約翰福音4:14)

－咖啡坊，如同置身咖啡館裡，一杯咖啡，一個午後，在彼此分享中，不知不覺，肩上的擔子輕省了些。

－「咖啡坊」概念，參考1997年由荷蘭心理學博士米森所開創的「阿茲海默症咖啡館」(Alzheimer Cafe)。

甘泉
人若喝我所賜的水，就永遠不渴；我所賜的水，要在他裡頭成為泉源，直湧到永生。(約4:14)

咖啡
一杯咖啡，一個午後，一抹笑容
在彼此分享中，是一段放鬆的談話時光
不知不覺，肩上的擔子輕省了些

■核心信念

－用耶穌的精神與他們相遇，陪伴他們，尊重其信仰態度。

－陪伴家屬的疲憊與悲傷，讓他們看見上帝的愛。

－把苦難帶到神的面前，把神的愛帶進他們心中，讓神親自安慰及醫治。

■流程

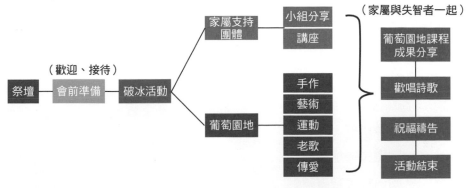

■模式

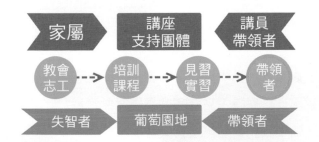

　　甘泉咖啡坊需要志工的參與，因此瑞智基金會透過在教會舉辦講座及研習會時招募志工，並安排6小時培訓課程。培訓課程結束後需到甘泉咖啡坊見習，見習時間為36小時，志工們可以依據自己的負擔及專長選擇參與家屬支持團體或是失智者葡萄園地的服事，成為講師或活動的帶領者。

■志工服事

參與志工訓練及服事有以下注意事項：

A. 參與訓練的心態及目的：

> ➤ 學習專業知識，對失智症有正確認識

> ➤ 如何與失智者互動，讓志工不害怕接觸教會失智者

> ➤ 成為教會種子志工，協助教會瑞智事工的發展

> ➤ 從專業出發，滿有愛心與耐心的陪伴

B. 訓練內容：

> ➤ 認識失智症

> ➤ 如何與失智者互動

> ➤ 同理心

> ➤ 實際演練

C. 同工在服事活動中擔任帶領者(leader)或協助員(co-leader)：

> ➤ 在家屬支持團體中又有哪些事情需要注意?

> ➤ 在活動中我們要如何接待失智者？

■家屬支持團體

1. 前言：

　　一個讓家屬喘息及得著幫助的支持系統在辛苦的照顧旅程中有其必要性，甘泉咖啡坊破冰結束後，安排家屬與失智者分開

參加不同的活動。針對家屬的部分，我們設計不同階段的專題講座，專題講座結束後，有30分鐘的小組分享時段，讓他們在其中透過分享及彼此經驗交流得著支持、紓壓及喘息。

2. 家屬支持團體中如何陪伴家屬：

　　甘泉咖啡坊是一個家屬支持團體，要讓平日疲於照顧的家屬們來到甘泉能得著喘息，肩上的擔子能透過同工的陪伴及家屬間的互相支持輕省些。

A. 接待小叮嚀：

➤ 給予同理心不給教導、多傾聽、支持和陪伴

➤ 傾聽就是最大的支持，了解及同理帶來安慰

➤ 不參與失智者相關醫療討論及建議

➤ 家屬在分享時給予適時肢體擁抱及眼神的關注

B. 靈性關顧：

➤ 照顧陪伴的過程中讓他們認識神，幫助他們的生命找到信心與盼望，以及有力量面對辛苦照顧歷程

➤ 有從神來的能力去面對失智家人的病程所帶來的改變，心中不感到恐慌

➤ 志工先確立自己的心志：不管得時不得時總要傳福音

➤ 為要傳福音的對象禱告：福音本是神的大能

➤ 開始裝備自己：禱告、讀經、服事、不靠己力服事，要與神連結

➤ 注意自己的態度、行為、舉止、說話

➤ 熟悉傳福音的方法，分享生命經歷做見證

C. 講座議題指南：

1. 失智症專題講座，幫助家屬更認識失智症及其相關專業資訊，包括：

➤ 照顧者疾病知識

➤ 照顧方法及技巧

➤ 照顧者心理調適

➤ 社會資源的運用

2. 藝術、音樂、園藝等專題講座，幫助家屬得著喘息，跳出照顧生活框架，享受生活中的美好，在照顧失智者前先照顧好自己

➤ 園藝治療

➤ 音樂治療

➤ 藝術賞析

➤ 地中海飲食烹飪

➤ 手作

3. 講座議題參考：

➤ 認識失智症：專題講座

➤ 失智者的財務安全：失智家庭所有相關法律議題

➤ 不變的關係與改變的模式：透過工作坊幫助家屬做心理調適

➤ 臨床心理醫師跟你談「愛」：透過臨床心理師教導家屬，要先愛自己才有能力照顧人

➤ 珍愛「衣飾」情：用失智者最愛的衣服做生活小用品

D. 小組分享 ── 採封閉性團體進行

➤ 帶領者負責單純引言、時間控制

➤ 家屬經驗交換、解決問題小妙方

➤ 近況分享、彼此支持

➤ 感同身受、情緒紓壓

➤ 帶領者及志工為家屬禱告

■葡萄園地

葡萄園地中如何接待失智者：。

1. 活動進行要素：

➤ 慢慢說話、指令清楚

➤ 給失智者時間表達，不要急著他們馬上回應，必要時給予引導幫助

➤ 做得到就讓失智者自己做，不要幫他做，要給予肯定讚美

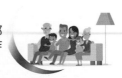

➤ 活動中簡化步驟，一次只給一個指令，指令要清楚，給予適當提示

➤ 營造有溫度的環境，他們雖然記憶不好，但是好的感覺他們不會忘記

➤ 與失智者建立關係，有溫度，失智者就會快樂起來

➤ 就算失智者總是慢一拍、沒辦法完全跟上也沒關係，我們做的就是陪伴，而不是過度的教導或指正

➤ 失智者在老歌、手作、藝術、運動等多元活動中，去感受到自己仍然保有許多優點和能力

➤ 詩歌及經文寫大字，讓失智者看得清楚，每位失智者帶大家唸經文，志工在失智者身旁引導失智者自己唸出來！（寫大字經文，讓失智者每人都是帶領者）

➤ 一對一陪伴，從聊天內容找到需求，並帶領失智者逐句禱告

2. 我們做的事：

➤ 了解失智者的需求與心理，運用耐心與同理心對待，提供正向鼓勵、成就感、零挫敗

➤ 可以透過照護專業來做引導，讓失智者能夠從原來的迴圈中離開，轉而去做更多他們生命中感到有趣的事情

➤ 看重靈性關顧，得著永恆盼望：甘泉咖啡坊存在的意義，不只是幫助失智者能夠保有「安適」的身心狀態，也能夠讓他們有機會在各樣活動中，與上帝的愛真實相遇。

➣ 看見失智者的長處，加以尊榮

3. 在葡萄園地中不能做的事：

➣ 給失智者考試，問困難的問題

➣ 強迫失智者接受自己的想法和意見

➣ 從頭到尾掌控和支配對話

➣ 隨便打岔終止發言，或隨意下結論

➣ 未聽完就很快給予勸告意見，教訓批評

➣ 把失智者的言論外洩

活動內容 活動時間	活動說明
祭壇 （60分鐘）	1. 敬拜：把自己及今天的服事一同帶到神的面前，帶領者在敬拜中，讓每位同工有安靜及與神親近的禱告時間。 2. 提名代禱：由同工列出關懷家屬及失智者的代禱事項，並一起為他們代禱。 3. 為同工禱告：同工提出個人需求，大家一同為彼此祝福禱告。 4. 為今天的甘泉咖啡坊禱告：包括場地軟硬體設備、天氣、參加的家屬及失智者、同工服事、講師等等。 5. 為今天神的安慰及同在，降臨在家屬及失智者的心中禱告。
會前準備 （30分鐘）	1. 祭壇結束後，同工依照分工執行會前準備，包括：點心及道具預備、活動歌單、軟硬體設備測試、桌椅的擺放……等。 2. 歡迎及接待： ● 同工負責報到、戴名牌、引導入座。 ● 關心、陪伴失智者，並給予辛苦的照顧者溫暖的擁抱及笑容，等待活動的開始。

1. 安排家屬與失智者一同參加，目的：
   - 讓失智者對陌生環境產生安全感、感受到「愛」的環境、穩定他們的情緒。
   - 家屬放鬆之後，再進入分流活動的效果較佳。

2. 活動安排：
   - 唱上課歌(每個教會可以挑選自己的上課歌)。
   - 老歌2首(若遇節慶，可選擇符合節日的歌曲)。
   - 詩歌1-2首(以快樂、開心的福音詩歌或是讚美操為主)。
   - 帶領大家一起做簡短祝福禱告，隨即分開進行家屬與失智者活動。

破冰活動
(10分鐘)

破冰結束後，家屬與失智者分開參加活動；家屬活動稱「家屬支持團體」，失智者活動稱「葡萄園地」。(補充：可依活動內容，彈性安排合流或分流。)

家屬支持
團體
葡萄園地
(90分鐘)

家屬支持團體(講座、小組分享)

講座	小組分享 (採封閉性團體工作坊性質進行)
● 照顧者疾病知識 ● 照顧方法 ● 心理調適 ● 社會資源的運用 ● 藝術 ● 音樂	● 經驗交換 ● 解決問題小妙方 ● 近況分享 ● 彼此支持 ● 情緒紓壓

家屬支持 團體 葡萄園地 （90分鐘）	葡萄園地（失智者活動請參考本書第三部教案） 進行時有三個重點： ● 做得到就讓失智者自己做，要給予肯定讚美。 ● 與失智者建立關係，有溫度得陪伴，失智者的情緒就會平靜安穩；一對一陪伴，從聊天內容找到需求，並帶領失智者逐句禱告。 ● 帶領讀神的話語：每位失智者帶大家唸經文，志工在失智者身旁引導失智者自己唸出來！（寫大字經文，讓失智者每人都是帶領者）
成果分享 歡唱詩歌 祝福禱告 （10分鐘）	1. 引導失智者與家屬分享活動中的手作成果。 2. 幫忙家屬和失智者及其作品一起拍照。 3. 提供失智者在活動中的照片給家屬，讓家屬了解當照護者不在的時間，失智者玩得很開心。 4. 唱下課歌：《賜福予你》。（建議每個教會可以挑選自己的下課歌。） （補充：失智者對快樂的感覺可保留較久，所以固定的下課歌會讓他們帶著熟悉的幸福感回家，有助於他們的情緒穩定。） 5. 祝福禱告：唱完後，手牽手一起圍成圓圈，一起領受牧者或帶領者的祝福禱告。
活動結束	彼此祝福，陪伴家屬及失智者走到門口，有需要時可協助家屬帶失智者上車。

新年新希望

教案設計：瑞智基金會

適合對象及人數	■輕度失智者　■中度失智者 □重度失智者　■家屬人數：10人	活動時間	預計60分鐘

活動類型
✓認知促進　✓社會參與　✓肌力強化運動　✓藝術活動
✓音樂活動　✓感官刺激　✓信仰建造

活動目標
✓促進愉悅情緒　✓延緩認知退化　✓增進語言表達
✓提升自信與成就感　✓強化精細動作　✓提升專注度
✓靈命成長平安

所需教材
1. 報紙數張。　　2. 紅色春聯紙數張。
3. 毛筆、墨水。　4. 保麗龍製十字架(如圖一)。
5. 新年許願小卡。　6. 筆電、投影機。

活動前預備

1. 場地：寬敞、非開放式出入口或固定單向出口的場地。

2. 桌椅：桌子合併成大長方形桌，帶領者站於前方，長輩分作二邊。

3. 人力：帶領者1名、協助員數名。

4. 音樂：賀新年的流行老歌。

(補充：在家屬及失智者進場時播放，營造年節喜樂的氣氛。)

	5. 詩歌：《我看見神的愛》。
	6. 讓失智者寫的春聯經文，放大投影在螢幕上，經文可參考：
活動前預備	＊新年快樂，主賜平安。
	＊新春愉快，耶和華賜恩給你。
	＊滿院榮光蒙神愛，全家和睦感主恩。
	＊你出也蒙福，入也蒙福。(申命記28:6)。
	＊願耶和華賜福給你，保護你。
	＊願耶和華使他的臉光照你，賜恩給你。
	＊願耶和華向你仰臉，賜你平安。
	(民數記6:24-26)。
活動流程	Step 1：主題活動(1)──寫春聯(失智者與家屬一起活動，準備迎新年)
	1-1.活動帶領者在開始時，請協助員分發報紙、紅色春聯紙、毛筆、墨水，引導家屬協助失智者將報紙鋪在桌面上，並如同小書僮般幫助失智者磨墨，過程中營造出懷舊氛圍。家屬同時協助將紅色春聯紙及相關材料放在報紙上。
	(補充：如果能邀請失智者擔任好幫手，協助帶領者分發材料更好哦！)
	1-2.帶領者引導家屬與失智者，一起同聲開口唸螢幕上的經文。

<table>
<tr><td></td><td>

1-3. 請失智者選擇最愛的一句寫在春聯紙上，若失智者無法決定，請給予思考時間及鼓勵與讚美，協助員避免幫失智者做決定。

（補充：失智者若不喜歡螢幕上經文，協助員可和失智者一起討論使用其他經文。）

1-4. 依循失智者的進度，逐步細心引導，並在完成作品後，協助失智者和作品拍照並保存好，等待活動結束時讓他們帶回家。

Step 2：主題活動(2)——新年許願小卡，寫下向天父要說的話

2-1. 將新年許願小卡發給每位失智者及家屬。

2-2. 寫下要向天父說的話、他們的新年新希望，協助員幫忙密封許願小卡。（如圖八）

2-3. 將保麗龍製大十字架放在講台前，讓每位家屬、失智者向前，將新年新希望許願小卡貼在十字架上。（如圖九）

2-4. 協助員將貼滿新年新希望許願小卡的十字架保存下來，次年再來交還給他們，期待明年此時大家一起來分享，神完成了多少的願望。

Step 3：活動結束

3-1. 預告下次的活動時間及主題。

3-2. 播放下課歌：《賜福予你》（讚美之泉兒童版有動作可參照）

</td></tr>
</table>

活動流程

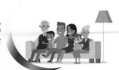

活動流程	3-3. 帶領家屬、失智者一起跟著詩歌影片做出動作，並且去找不同人比動作，一邊唱一面比出賜福予你的動作，在詩歌帶動中彼此祝福。 3-4. 帶領者引導大家手牽手圍著圓圈一起，為彼此祝福禱告，願神的喜樂平安一直在每個人心中。
貼心叮嚀	1. 手作創作，讓失智者認識節慶，參與節慶的氛圍；動手作，看到自己完成的作品，可以獲得信心。盡可能放慢速度慢慢帶領，逐步完成，原則上由他們自己動手，協助員只需在旁讚美或有需要時幫個小忙。 2. 當失智者失去耐心時，可以給予鼓勵讚美，並視失智者的生／心理狀態調整活動內容，請勿勉強完成。 3. 作品完成時，可以看到失智者充滿挑戰成功的自信，協助員此時可以表示想和失智者及其作品一起拍照(粉絲捧場)。 4. 活動中，如有失智者遊走，可讓失智者自在遊走，協助員只要隨時關注動向。 5. 活動中，讓失智者自由發揮，必要時才提供協助。

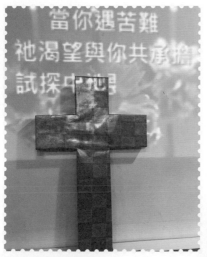

▲圖一：保麗龍製十字架。

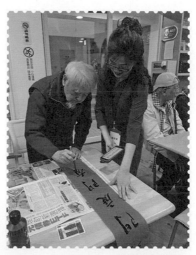

▲圖二：請失智者選擇最愛的一句
寫在春聯紙上。

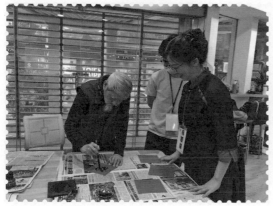

▲圖三：給失智者安靜思考時間，避免幫他
做決定。

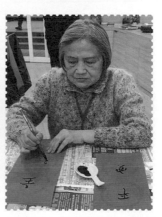

▲圖四：與失智者一起寫
春聯。

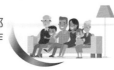

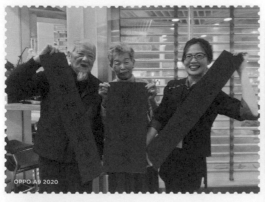

▲圖五：鼓勵失智者和作品一同合照。
▶圖六：主賜平安，祝福滿滿。

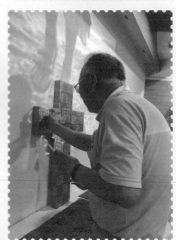

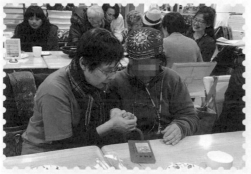

▲圖七：協助員陪同寫下許願小卡。
▼圖八：寫下向天父說的話和新年新希望。

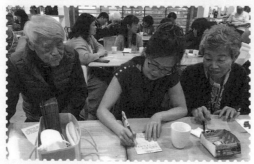

▲圖九：大家將許願小卡貼
滿十字架，明年一起分享
神完成了多少的願望。

包水餃

適合對象 及人數	■輕度失智者■中度失智者 □重度失智者■家屬人數：20人	活動 時間	預計60分鐘

活動類型
✓認知促進　✓社會參與　✓生活功能重建訓練
✓懷舊活動　✓膳食營養　✓感官刺激

活動目標
✓促進愉悅情緒　✓增進人際互動　✓延緩認知退化
✓增進語言表達　✓提升自信與成就感　✓生命經驗統整
✓強化精細動作　✓提升專注度　✓提升生活功能

所需教材
水餃皮、水餃餡料、拋棄式手扒雞手套、大鐵盤、
盛水碗、煮食用品、品嚐碗筷。

活動前預備

1. 場地：光線明亮、通風良好的室內可烹調場地。（若有廚房為佳）
2. 桌椅：ㄇ字型座位，失智者和家屬鄰坐，一起共同完成。
3. 人力：帶領者1名、協助員/志工數名。
   （補充：活動分成多組，一組約6~8人，每一組需至少2名協助員協助。）
4. 音樂：《歡樂年華》或適合於活動開始前，播放的輕快活潑音樂。
5. 詩歌：《寶貝》
6. 經文：羅15:13

Step 1：主題活動──包水餃

    1-1. 由協助員分配各組餡料、餃皮、盛水碗以及鐵盤。

    1-2. 活動前先洗手，戴上手套，再一起包水餃。

    1-3. 在包水餃時，小組帶領人帶著協助員融入在家屬和失智者中，一起包水餃，並聊天分享與水餃相關的話題，例如喜歡吃什麼餡料口味的水餃等。

    （補充：小組帶領人欣賞失智者包的水餃，並給予讚美，也可在各組之間分享失智者很棒的包餃子技巧。）

活動流程

    1-4. 水餃包好之後，由協助員負責煮食。

    （補充：在有家屬或協助員的陪同下，可邀請失智者一同煮水餃。）

Step 2：分享時間

    2-1. 利用煮水餃時間，引導失智者一同分享家中包水餃的回憶。

    2-2. 煮好後，分到每組讓大家品嚐，享受剛剛大家所包的成果。

    2-3. 帶領者可以展示不同長相的水餃，有各地各式不同的水餃，大家拍手表揚。

    2-4. 利用「今天的餡料裡有哪些食材？」、「水餃

好不好吃？」的提問方式，與失智者互動，同時介紹為我們預備「餡料」的幕後主廚，把氣氛帶到最高潮。

2-5.請主廚介紹今天的餡料，及分享如何為今天的活動預備，讓現場充滿著愛的氣氛。

Step 3：唱詩歌

Step 4：禱告，為今天的一切獻上感謝。

Step 5：活動結束

活動流程

5-1.邀請失智者家屬共同收拾善後工作，讓失智者及家屬都有服事的機會。

5-2.預告下次的活動時間及主題。

5-3.播放下課歌：《賜福予你》（讚美之泉兒童版有動作可參照）

5-4.帶領家屬、失智者一起跟著詩歌影片做出動作，並且去找不同人比動作一邊唱一面比出賜福予你的動作，在詩歌帶動中彼此祝福。

5-5.帶領者引導大家手牽手圍著圓圈一起，為彼此祝福，願神的喜樂平安一直在每個人心中。

貼心叮嚀

各項活動中搭配音樂重要的元素，選擇適合的音樂。緩慢的詩歌演奏版很適合本活動，耳熟能詳的老歌也很適合。

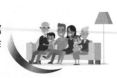

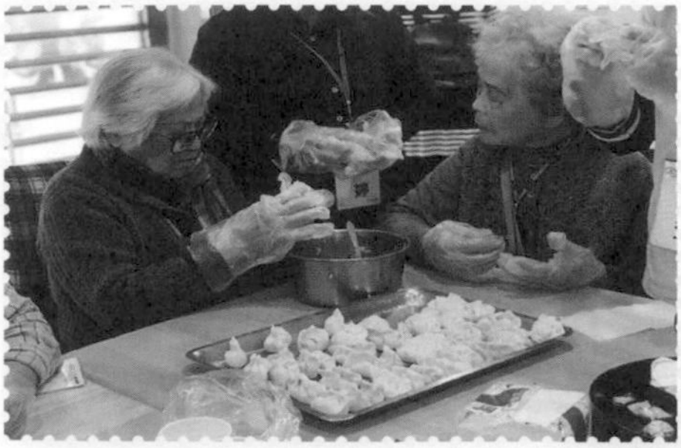

◀圖一：與失智者一同包水餃，聊天分享與水餃相關的話題。

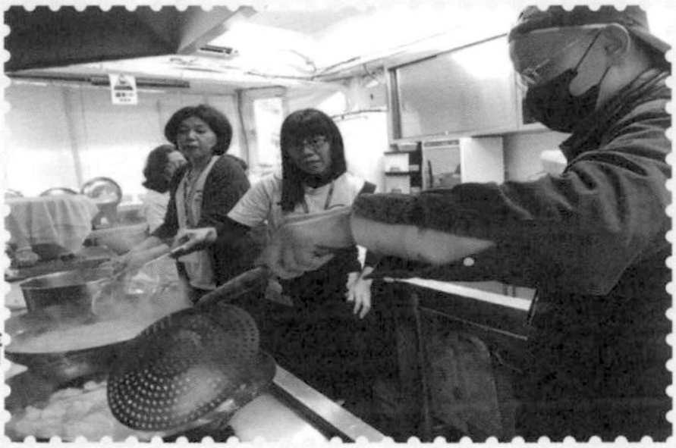

▶圖二：在協助員陪同下，邀請失智者一同煮水餃。

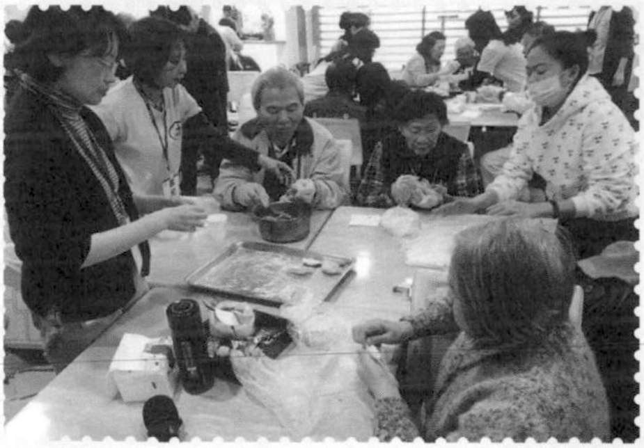

◀圖三：水餃煮好囉！！

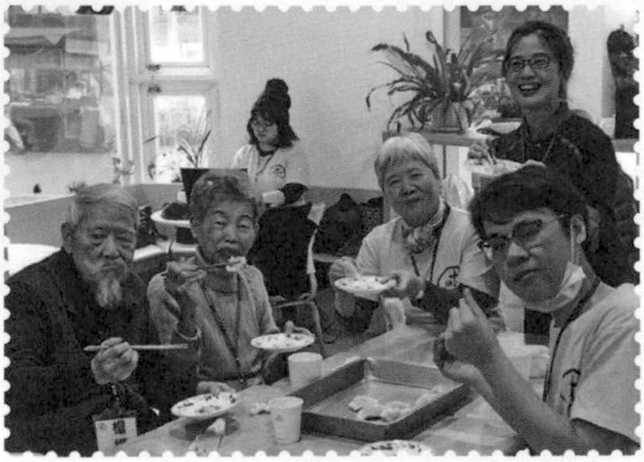

▶圖四：一起享用美味水餃。

圓形創作

教案設計：瑞智基金會

適合對象 及人數	■輕度失智者 ■中度失智者 ■重度失智者 ■家屬人數：不拘	活動 時間	預計60分鐘

活動類型 ✓認知促進 ✓藝術活動 ✓感官刺激

活動目標 ✓延緩認知退化 ✓提升自信與成就感 ✓生命經驗統整
✓強化精細動作 ✓提升專注度

所需教材 A4紙張、各種大小不同圓形瓶蓋、彩色筆、
圓形貼紙、彩亮貼片。

活動前預備

1. 場地：光線明亮、通方良好、固定單一出入口，且
出入口可管控的室內場地。

2. 桌椅：活動將桌子合併成大長方形桌，帶領者於前
方，長輩分作二邊。

3. 人力：帶領者1名；分成多組，一組約3人，每一組
需至少1名協助員／志工。

4. 音樂：《我一見你就笑》(鄧麗君)

5. 詩歌：《讚美主》、《兩個環》

6. 經文：約翰福音14:20

	Step 1：主題活動──圓形創作
	1-1.用PPT展示三、四件以圓形圖案的作品實例，讓失智者了解圓形可以有很多變化，可提問：「生活中充滿圓形，哪些東西是圓形?」，由失智者分享出自己判斷圓形的方式。
	（補充：可運用不同形狀創作，例如三角形、正方形、圓錐形等，加以變化。）
	1-2.邀請失智者、家屬、協助員一起分發工具以及材料。
活動流程	1-3.引導如何利用圓形的組合與配置（大小、重疊、重覆），來完成一幅以圓為主的畫，並讓失智者充分利用材料盡情發揮。
	1-4.說明藝術創作的過程可以有很多形式，例如：用指頭作畫，用吹氣作畫，用線繩壓畫等各種型態，都可引導失智者試試。(如圖三、五)
	1-5.失智者完成作品後，協助拍照並保存。
	Step 2：活動結束
	2-1.預告下次的活動時間及主題。
	2-2.播放下課歌：《賜福予你》(讚美之泉兒童版有動作可參照)

活動流程	2-3. 帶領家屬、失智者一起跟著詩歌影片做出動作，並且去找不同人比動作，一邊唱一面比出賜福予你的動作，在詩歌帶動中彼此祝福。
	2-4. 帶領者引導大家手牽手圍著圓圈一起，為彼此祝福禱告，願神的喜樂平安一直在每個人心中。
貼心叮嚀	1. 藝術創作是讓失智者充分發揮自己的能力和想像力，儘量讓失智者自己選顏色、自己構圖，協助員只需在旁讚美或有需要時再協助。
	2. 當失智者失去耐心時，可以給予鼓勵讚美，並視失智者的身心狀態調整活動內容，請勿勉強完成。
	3. 作品收尾時，可以引導失智者加上美麗邊框或貼上亮片，可使作品質感提升，長輩也會對自己作品充滿自信。

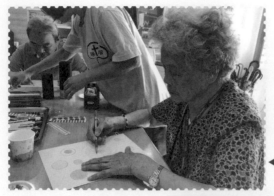

◀圖一：失智者自由發揮對圓形的創作。

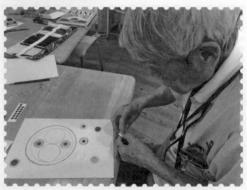

▶圖二：每個人對圓形創作都不一樣唷。

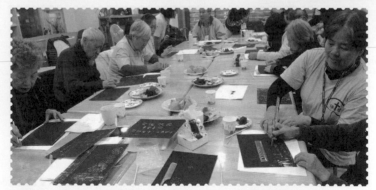

▲圖三：可以使用不同方式創作，用梳子作畫也是一種。

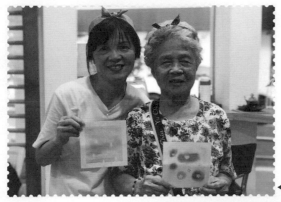

◀圖四：作品完成。

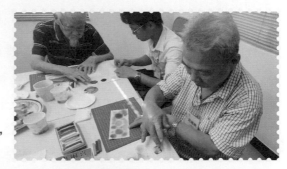

▶圖五：以指頭作畫，
　方便又有趣。

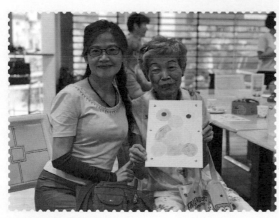

◀圖六：當失智者完成
　作品後，協助拍照並
　保存。

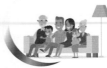

甘泉打擊樂團

教案設計：瑞智基金會

適合對象 及人數	■輕度失智者 ■中度失智者 ■重度失智者 ■家屬人數：20人	活動 時間	預計60分鐘
活動類型	√認知促進　√社會參與　√音樂活動　√感官刺激		
活動目標	√增進愉悅情緒　√延緩認知退化　√提升自信與成就感 √提升專注度		
所需教材	1. 各式小樂器：手搖鈴、鈴鼓、三角鐵、沙鈴、木魚等，每人手上都有各式樂器。 （備註：如果沒有小樂器，可以用日常物品代替，例如鐵鍋蓋、玻璃瓶、養樂多瓶或飲料塑膠瓶做的砂鈴、鐵碗、磁碗……等）		
活動前預備	1. 場地：光線明亮、通風良好的室內或室外場地。 2. 桌椅：ㄇ字型座位，讓持相同樂器者，在同一區塊座位（儘量讓家屬與失智者鄰坐）。 3. 人力：帶領者1名，協助員/志工數名。 4. 音樂：可選應景歌曲或耳熟能詳曲目，例如：《甜蜜蜜》、《茉莉花》或聖誕節用聖誕歌曲。		

<table>
<tr>
<td>**活動前 預備**</td>
<td>5. 詩歌：選擇可帶動唱的詩歌，建議歌曲：《看見神的愛》、《愛使我們相聚一起》、《你是唯一》、《唱一首天上的歌》、《愛的真諦》、《賜福予你》、《今天可以不一樣》、《每天我快樂去撒種》。

6. 經文：帖撒羅尼迦前書5:16-18、詩篇16:11</td>
</tr>
</table>

Step 1：主題活動(1)──甘泉打擊樂團

> 1-1. 將失智者以樂器分組，例如：沙鈴組、手搖鈴組、木魚組、響鈸組。並引導失智者敲打，聽聽不同樂器發出的不同音色。

<table>
<tr>
<td>**活動流程**</td>
<td>

> 1-2. 帶領者動作說明：當帶領者依照音樂節奏拍子，以指揮棒指向(或走向)某樂器組時，該組即敲打一下樂器；或可改變玩法為快速敲打兩下樂器、慢慢敲打節拍、拉長音訊……等，做為不同變化。(如圖一)

> 1-3. 分組練習，依照演練的拍打肢體動作表演，依序輪流各樂器組依照帶領人引導演奏，最後以全部組別一起合奏。

</td>
</tr>
</table>

Step 2：主題活動(2)──甘泉打擊樂團進階版

	2-1. 分二個組別進行與音樂律動，帶領者帶著一組隨著音樂打拍子，另一組別則配合著進行音樂合奏，如此的合奏表演可以多次輪流交換。
活動流程	2-2. 透過音樂，帶領者及協助員引導，在開心的氛圍中使長者們盡情用肢體與樂器隨著節拍歌唱並敲打樂器。汗水和笑聲中可以看見家屬的笑容及失智者臉上的喜樂，帶領者此時分享經文：「要常常喜樂，不住地禱告，凡事謝恩。我們在面對各種壓力困難時，上帝的話可以成為我們的力量，我們可以跟神禱告，上帝聽到我們禱告，會把喜樂和力量給我們哦。」

Step 3：活動結束

3-1. 預告下次的活動時間及主題。

3-2. 播放下課歌：《賜福予你》(讚美之泉兒童版有動作可參照)

3-3. 帶領家屬、失智者一起跟著詩歌影片做出動作，並且去找不同人比動作，一邊唱一面比出賜福予你的動作，在詩歌帶動中彼此祝福。

活動流程	3-4. 帶領者引導大家圍著圓圈手牽手一起禱告，為大家祝福禱告，願神的喜樂平安一直在每個人心中。

貼心叮嚀

各項活動中，搭配音樂是非常重要的元素，選擇適合的音樂（節奏感比較強的樂曲、熟悉的老歌，例如：《甜蜜蜜》、《茉莉花》、《好好愛我》、《愛使我們相聚在一起》……等），音樂合奏可以與律動搭配，也可以使用詩歌為演奏歌曲。

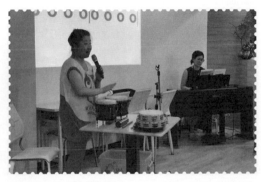

▶圖一：示範依照音樂節奏拍子敲響樂器，可改變敲打速度、敲打聲音，做為不同變化。

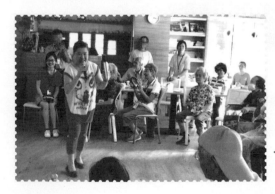

◀圖二：不同的樂器呈現出不同的美妙聲音。

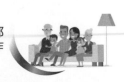

神的救恩

教案設計：瑞智基金會

適合對象及人數	■輕度失智者 ■中度失智者 □重度失智者 ■家屬人數：不拘	活動時間	預計30分鐘

活動類型　✓認知促進　✓信仰建造

活動目標　✓促進愉悅情緒　✓提升自信與成就感　✓靈命成長平安

所需教材
1. 五隻手指頭。
2. 對基要真理的認識。

活動前預備
1. 場地：舒適和安靜的場地。
2. 桌椅隨意，相鄰或面對面坐皆可。
3. 人力：帶領者1名，一對一或一對多皆可。
4. 音樂：寧靜的背景詩歌音樂。
5. 詩歌：《那聰明的人把房子蓋起來》、《唱一首天上的歌》、《我要向高山舉目》。
6. 經文：羅馬可福音10:13、羅馬書3:23。

活動流程
Step 1：帶動唱──詩歌：《那聰明的人把房子蓋起來》、《唱一首天上的歌》、《我要向高山舉目》。

Step 2：禱告，關懷及建立關係，用神的話語為他們禱告。

Step 3：主題活動──神的救恩

3-1. 帶領者讚美失智者唱得很棒、很讚（此時比出大拇指），並分享神所創造的世界也是很棒。我們每個人都是神唯一及美好的創造。把神的救恩及創造帶給失智者！

3-2. 引導失智者打開手掌，並逐一說明其他手指代表意義，帶領者：「為什麼我們不能常常感受到神的愛及心意？」、「我們看自己的五隻指頭，距離最遠的是拇指與食指。」、「我們常用食指指著罵人，說人不對。所以食指代表人的罪性」、「我們感受不到快樂，因為聖經說：『世人都犯了罪，虧缺了神的榮耀。』」

3-3. 帶領者：「五隻指頭那一隻指頭最長最漂亮？中指。中指就是神的救恩。神不希望我們活在痛苦中，祂就差派祂的獨生子耶穌為我們死，祂所流的血可以洗淨我們的過犯，有人殺雞、殺豬，用畜生的血來洗我們的罪，但是動物怎能洗淨呢？唯有神的兒子以無罪代替有罪，我們的過犯才能洗淨。」

活動流程

<table>
<tr>
<td></td>
<td>

3-4. 帶領者：「我們結婚時，會把婚戒戴在哪一隻指上呢？無名指。我們如果接受耶穌成為我們生命的主，我們和上帝就有一個約定，把我們的一生給耶穌了。」

帶領者繼續舉例：「我們住在地上有戶口對嗎？那麼在天上我們要不要也有戶口？以後我們離開這世界就可以搬去那裡住了，因為我們在天上有戶口了。

</td>
</tr>
</table>

活動流程

3-5. 帶領者接著說，五隻指頭那一隻最小？小指是所有指頭裡面最小的，代表我們要謙卑。我們謙卑相信耶穌，並承認我們有罪；藉著禱告，求神赦免我們的罪，接受耶穌作我們生命的主！聖經上說：「凡求主名的就必得救，就是我們願意表明信靠耶穌。」

Step 4：帶領大家做決志禱告後，帶領者問：「耶穌現在在哪裡啊？我們在緊急情況下喊救命，要叫誰來幫助我們呢？」，「對！就是耶穌。」

Step 5：活動結束

5-1. 預告下次的活動時間及主題。

5-2. 播放下課歌：《賜福予你》（讚美之泉兒童版有動作可參照）

活動流程	5-3.帶領家屬、失智者一起跟著詩歌影片做出動作，並且去找不同人比動作，一邊唱一面比出賜福予你的動作，在詩歌帶動中彼此祝福。 5-4.帶領者引導大家圍著圓圈手牽手一起禱告，為大家祝福禱告，願神的喜樂平安一直在每個人心中。
貼心叮嚀	1. 傳福音步驟： ● 先確立自己的心志：不管得時不得時，總要傳揚福音。 ● 為要傳福音的對象禱告：福音本是神的大能。 ● 裝備自己：禱告、讀經、服事，不靠己力服事，要與神連結。 ● 注意自己的態度、行為、舉止、說話。 ● 無論對方的反應是如何，都要給予尊重。

無字書

教案設計：瑞智基金會

適合對象及人數	■輕度失智者 ■中度失智者 ■重度失智者 ■家屬人數：不拘	**活動時間**	預計35分鐘

活動類型　✓認知促進　✓音樂活動　✓信仰建造

活動目標　✓促進愉悅情緒　✓增進語言表達　✓提升自信與成就感
✓靈命成長平安

所需教材　無字書(如圖一)，可網路購買或自行簡易製作。
(補充：可用五種顏色的圖卡或珠子代替無字書，金色、白色、紅色、黑色、綠色，如圖二)

活動前預備
1. 場地：任何環境都可以，只要舒適和安靜的地方。
2. 桌椅：隨意坐，相鄰坐或是面對面坐。
3. 人力：帶領者1名，一對一或一對團體。
4. 音樂：寧靜的背景音樂。
5. 詩歌：《雲上太陽》、《你是唯一》、《神是愛》。
6. 經文：約翰福音3:16、約翰一書1:9、羅馬書3:23。

活動流程
Step 1：破冰活動，詩歌帶動唱。
Step 2：禱告，關懷及建立關係、了解需求，用神的話語祝福他們。

Step 3：主題活動——無字書

3-1. 帶領者分享：「神所創造的世界是這樣美好，我們是神所愛及唯一的創造。」此時拿起無字書解釋每個顏色代表的意義，讓失智者簡單了解神創作的目的及美好心意。

3-2. 將無字書翻到第一頁問大家：「看到金色會讓我們聯想到什麼呢？金色給我們的感覺是光明，明亮，如同神所創造的世界是這樣美好。」

活動流程

3-3. 但因為人犯了罪：「這世界就變成了黑色，人變得不快樂。這裡的罪不是殺人，而是做神不喜悅的事，例如我們會說謊、罵人、貪心、驕傲等等，這些讓我們不快樂，不管老的小的，世人都犯了罪，虧缺了神的榮耀。」此時，將無字書翻到第二頁黑色。

3-4. 帶領者：「但是神不希望我們活在痛苦中，他就差派耶穌來到世界上，為我們的罪死在十字架上，唯有祂的血，才可以把我們洗得乾乾淨淨。」帶領者帶大家讀約3:16經文。此時將無字書翻到第三頁紅色。補充說：「有人用殺雞殺豬，用畜生的血要來洗我們的罪，但是他是動物怎能洗我們的罪呢？唯有神的兒子以無罪代

替有罪，我們的罪才能洗淨。」，將無字書翻到第四頁白色，「我們的罪被洗淨，白色代表什麼呢？就是潔淨、潔白的心。」

只要邀請耶穌做我們的救主，就可以領受這樣永恆的祝福。

3-5.邀請大家一起做決志禱告，請耶穌進到我們的生命中成為我們的救主。

（補充：帶著大家慢慢一句一句的禱告，承認自己有罪，求主赦免並成為我們生命救主）

3-6.將無字書翻到第五頁綠色，詢問大家：「現在耶穌在哪裡呢？」，等他們回應『在我心裡』時，就分享：「我們已經接受耶穌在我們心裡，但是我們的生命要長大，要謙卑學習，我們要去教會認識上帝，我們的生命就像這綠色一樣。綠色代表什麼？就是生命，就像長出好多美麗的花一樣充滿喜樂！」

活動流程

Step 4：活動結束

4-1.預告下次的活動時間及主題。

4-2.播放下課歌：《賜福予你》（讚美之泉兒童版有動作可參照）

4-3.帶領家屬、失智者一起跟著詩歌影片做出動作，並且去找不同人比動作，一邊唱一面比賜福予你的動作，在詩歌帶動中彼此祝福。

活動流程

4-4. 帶領者引導大家圍著圓圈手牽手一起禱告，為大家祝福禱告，願神的喜樂平安一直在每個人心中。

貼心叮嚀

1. 適用一對一或小組或團體。

2. 不給壓力，如果遇到有人不願意接受也微笑祝福。

3. 活動時間分配：3分鐘單獨傳講基要真理，30分鐘真理與個人生命見證。

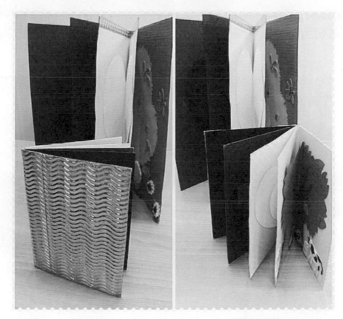

▲圖一：無字書（可網路購買或自行簡易製作）。

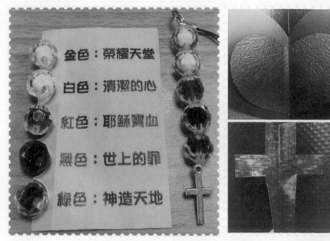
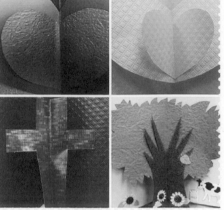

▲圖二：可利用五色珠代替無字書。　▲圖三：不同顏色代表不同涵意。

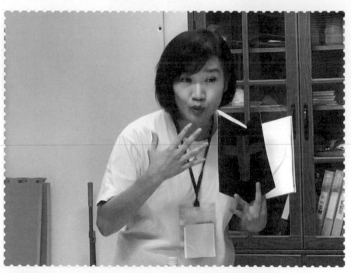

▲圖四：紅色，代表耶穌寶血洗淨我們的過犯。

葡萄園地靈性關顧

教案設計：瑞智基金會

適合對象及人數	■輕度失智者 ■中度失智者 ■重度失智者 ■家屬人數：10人	活動時間	預計60分鐘

活動類型
✓認知促進 ✓社會參與 ✓藝術活動 ✓音樂活動
✓感官刺激 ✓信仰建造

活動目標
✓促進愉悅情緒 ✓增進人際互動 ✓延緩認知退化
✓增進語言表達 ✓提升自信與成就感 ✓提升專注度
✓靈命成長平安

所需教材

1. 經文：建議準備《詩篇》或《主禱文》，並將經文字體放大到40以上列印出來。

2. 詩歌：以旋律簡單且適合帶動唱為佳，或可搭配預備經文有關的詩歌。
   （補充：若使用YouTube播放詩歌，請選擇有帶動唱版本，且可調整速度減慢。）

3. A4資料夾：放置每次經文及詩歌歌詞。

4. 原子筆：每位失智者一枝。

活動前預備

1. 場地：光線明亮、通風良好、固定單一出入口，且出入口可管控的室內場地。

2. 桌子：大型長方形桌，以利帶領者位於前方，失智
　　者位於二邊。（如圖一）

3. 人力：帶領者1名、協助員數名；以一位協助員陪伴
　　1-2 位失智者為主。

活動前
預備

4. 詩歌：《平安如江河》，《看見神的愛》、《愛使
　　我們相聚再一起》，《你是唯一》、《唱一首天上
　　的歌》、《愛的真諦》、《賜福與你》、《今天可
　　以不一樣》、《每天我快樂去撒種》。

5. 經文：詩篇23、詩篇121、詩篇1、詩篇150、路加
　　福音8:5～8、主禱文。

6. 設備：筆電、投影機。

Step 1：破冰活動──自我介紹

　　1-1.引導失智者自我介紹，可使用問答、讚美方式
　　　　進行，例如：「楊伯伯你可以跟大家介紹你自
　　　　己嗎？」、「唐媽媽你今天的洋裝好美，可以
　　　　站起來讓大家欣賞一下嗎？」

活動流程　　1-2.分左右兩隊，並為隊伍取名。例如：左邊可稱
　　　　平安隊，右邊是喜樂隊。

Step 2：讀經，帶領者請失智者打開資料夾，視需要由
　　　　協助員幫助翻到讀經頁次。

　　　　（補充：每二位失智者，有一位協助員陪伴）

Step 3：主題活動──靈性關顧

3-1. 帶領者指定一位失智者領讀經文；領讀者讀一句，其他失智者們跟著讀一句，逐句完成領讀。領讀完成，大家一起為領讀者鼓掌。

（補充：可給予失智者一枝筆，輔助失智者以筆點字領讀經文並集中注意於經文；如遇到失智者閱讀障礙，可以適時在旁提示，幫助失智者完成領讀。）

3-2. 帶領者再指定另位失智者領讀。

（補充：儘可能讓每位失智者都可以當領讀者，讓失智者在領讀過程中，可以動腦、動口，也從完成領讀中得到成就感的喜樂。）

活動流程

Step 4：詩歌帶動唱

4-1. 帶領者先以經文領讀方式，請失智者領讀詩歌歌詞。

4-2. 播放投影PPT或YouTube影音進行詩歌帶動唱；帶領者逐句慢唱並動作示範(動作設計與歌詞字義有相關連結)，失智者跟隨試作。

（補充：YouTube可以調慢速度，速度太快對失智者會有挫敗感）

Step 5：靈性關顧

 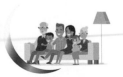

	5-1. 協助員與失智者(一對一或一對二)聊天近況，傾聽有何憂慮或開心事項，協助員就用傾聽內容帶領失智者逐句禱告。
	Step 6：活動結束
	6-1. 預告下次的活動時間及主題。
活動流程	6-2. 播放下課歌：《賜福予你》(讚美之泉兒童版有動作可參照)
	6-3 帶領家屬、失智者一起跟著詩歌影片做出動作，並且去找不同人比動作，一邊唱一面比出賜福予你的動作，在詩歌帶動中彼此祝福。
	6-4. 帶領者引導大家手牽手圍著圓圈一起，為彼此祝福禱告，願神的喜樂平安，一直在每個人心中。
	1. 指定領讀者時，可先指定認知狀況較佳者，而認知退化較多的失智者也不要放棄，請鼓勵並適時協助他們完成，讓失智者從活動中受到大家掌聲而喜悅。
	2. 帶動唱的動作盡量簡易，且注意長輩身體狀況及安全性考量。
貼心叮嚀	3. 帶領禱告時，請使用簡單詞彙、放慢說話速度，讓失智者重複跟著說，禱告詞就能進入他們心中。
	4. 讀經不需要進行解經，讓失智者直接感受經文即可。
	5. 若失智者出現遊走、坐立不安行為，可讓他們自由走動，並請協助員隨時關注失智者的安全。

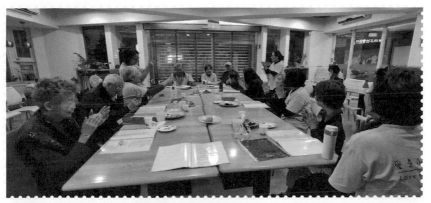

▲圖一：準備大型長方形桌，帶領者位於前方主持活動。

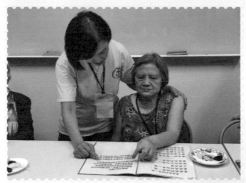

◀圖二：協助員陪同朗讀。

▶圖三：沒有準備筆，也可以使用手指逐句指引著經文領讀。

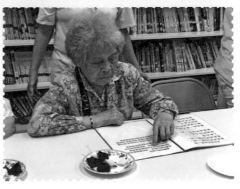

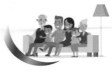

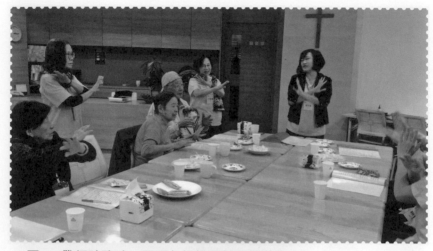

▲圖4：帶領詩歌時，要逐句慢慢唱並示範動作。

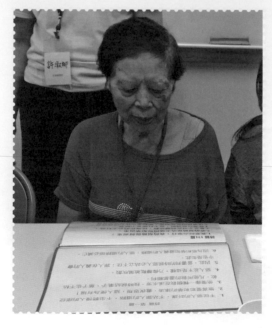

◀圖五：經文字體放大
　　到40以上唷！

五隻指頭談神的創造

教案設計：瑞智基金會

適合對象及人數	■輕度失智者 ■中度失智者 ■重度失智者 ■家屬人數：不拘	活動時間	預計20分鐘

活動類型 ✓認知促進 ✓信仰建造

活動目標 ✓促進愉悅情緒 ✓提升專注度 ✓靈命成長平安

所需教材
1. 五隻手指頭
2. 熟悉《聖經‧創世紀》的真理
3. 手錶

活動前預備
1. 場地：舒適和安靜的場地。
2. 桌椅：相鄰或面對面坐皆可。
3. 人力：帶領者1名，一對一或一對多皆可。
4. 音樂：寧靜的背景詩歌音樂。
5. 詩歌：《神是愛》、《天父牽我手》、《我要向高山舉目》
6. 經文：創世紀1章與2:1-3、約3:16

活動流程

Step 1：帶動唱——詩歌：《神是愛》、《天父牽我手》、《我要向高山舉目》。

Step 2：禱告，關懷及建立關係，用神的話語為他們禱告。

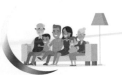

Step 3：主題活動——五隻指頭談神的創造。

3-1. 帶領者指向手錶並開場：「手錶不會平白生出來，因為有製造手錶的工匠，才有手錶。而這世界如此美麗，也有一個創造者。這位創造者如何創造世界呢？」

※以下活動步驟，邀請失智者一起動作。

3-2. 請大家握起拳頭（如圖一），帶領者：「代表這個世界原本空虛混沌、淵面黑暗，什麼都沒有，這是第一天」。

3-3. 將兩面手掌各代表黑夜跟白日，帶領者：「神說要有光就有光，有黑夜有白天。」

活動流程

3-4. 比出YA，手橫放（如圖二）。帶領者：「神創造空氣，將水分為上下，這是第二天。」

3-5. 帶領者：「第三天時，神創造陸地，三隻指頭彎出一節形容地上長出青草（如圖三），再彎一節指頭代表長出菜蔬（如圖四），手指全部彎起來，代表結果子的樹木。（如圖五）」

3-6. 帶領者：「第四天（手比四）。神創造了天上的光體，有太陽、月亮和許多星星。因此有了四季，可以讓我們數算節令日期，有春夏秋冬。」

3-7. 展開五隻手指、上下搖動手掌，像魚在水裡

游的樣子，帶領者：「代表水中的生物。用五隻手指，前後搖動手掌比出空中鳥兒拍動的翅膀，代表神創造的各種鳥類，這是第五天」（如圖六）。

3-8. 帶領者手指頭比出六（如圖七），像動物的樣式，有耳朵(拇指和小指)，並說：「代表神創造地上各種爬行的動物」、「神也按著自己的形象造男造女，使他們治理這地要管理海裡、空中地上各樣的活物。這是第六天。」同時伸展大拇指代表男人，小指代表女人

活動流程

3-9. 帶領者張開拇指、食指比出七（如圖八），放在下巴，帶領者：「代表神很得意！神看祂所造的一切都很好，就休息了，這是第七天。」

3-10. 帶領者：「大家是否感到創造的奇妙?原來這世界是由一位創造者所創造的，包括你和我，不是突然出現喔！」

3-11. 帶出基要真理，傳講救恩約3:16，邀請失智者一起讀經文。

Step 4：活動結束

4-1. 預告下次的活動時間及主題。

4-2. 播放下課歌：《賜福予你》(讚美之泉兒童版有動作可參照)

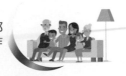

活動流程	4-2. 帶領家屬、失智者一起跟著詩歌影片做出動作，並且去找不同人比動作，一邊唱一面比出賜福予你的動作，在詩歌帶動中彼此祝福。 4-3. 帶領者引導大家手牽手圍著圓圈一起，為彼此祝福禱告，願神的喜樂平安，一直在每個人心中。

傳福音步驟：

● 先確立自己的心志：不管得時不得時，總要傳福音。

● 為要傳福音的對象禱告：福音本是神的大能。

貼心叮嚀 ● 裝備自己：禱告、讀經、服事、不靠己力服事，要與神連結。

● 注意自己的態度、行為、舉止、說話。

● 熟悉傳福音的方法（含參考資料）。

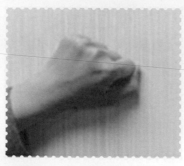

▲圖一：握起拳頭，代表這個世界原本空虛混沌、淵面黑暗，什麼都沒有。

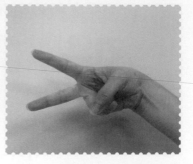

▲圖二：比出YA，手橫放，代表神創造空氣，將水分為上下。

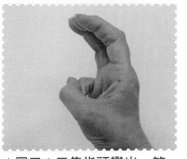

▲圖三：三隻指頭彎出一節，代表神創造陸地，地上長出青草。

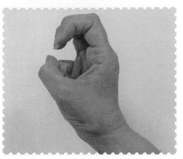

▲圖四：再彎一節指頭，代表長出菜蔬。

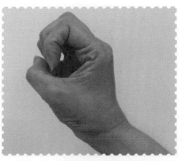

▲圖五：手指全部彎起來，代表結果子的樹木。

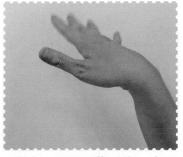

▲圖六：展開五隻手指，上下搖動手掌，代表水中的魚；前後搖動手掌，代表空中的鳥兒拍動的翅膀。

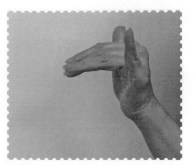

▲圖七：代表動物的樣式，有耳朵(拇指和小指)，也代表男人、女人。

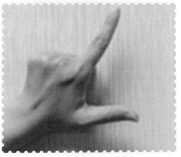

▲圖八：將手放在下巴，代表神很得意！神看祂所造的一切都很好。

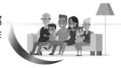

復活節五色蛋

教案設計：瑞智基金會

適合對象 及人數	■輕度失智者 ■中度失智者 ■重度失智者 ■家屬人數：15人	活動 時間	預計60分鐘

活動類型	✓認知促進　✓藝術活動　✓信仰建造

活動目標	✓延緩認知退化　✓提升自信與成就感　✓強化精細動作 ✓提升專注度　✓靈命成長平安

所需教材	1. 場地：光線明亮、通風良好、固定單一出入口，且出入口可管控的室內場所。 2. 桌椅：將桌子合併成大長方形桌，帶領同工於前方，長輩分作二邊。 3. 人力：帶領者1名，協助員／志工數名，盡量以一位協助員陪伴2位失智者。 4. 音樂：柔和的背景音樂、詩歌樂曲不限。 5. 詩歌：《今天可以不一樣》、《因祂活著》、《耶穌對我真好》。 6. 經文：詩篇28:7

活動前 預備	Step 1：帶領人邀請失智者及家屬，協助分發工具及材料，一人有一顆保麗龍蛋、五個顏色的彩線、白膠一條。

Step 2：主題活動——復活節五色蛋

2-1.用復活節的故事作為開場，並分享不同顏色彩線所代表的意義。（補充：金—榮耀天堂、白—清潔的心、紅—耶穌的寶血、黑—世上的罪、綠—神造的天地）

2-2.請所有人先在保麗龍蛋上塗抹一層白膠或使用具黏性的蠟繩，依序從底開始用彩線緊密的繞著保麗龍蛋。首先是綠色，再次問大家：「綠色代表什麼？」，繞了大概二公分長度後（綠色線繞完了），換黑色的彩線，接綠色的地方繞著保麗龍蛋，也問大家：「黑色代表什麼？」，繞了大概一公分長度後，接著是紅色、白色彩線依序繞在保麗龍蛋上，每個顏色都可再次跟大家提示所代表的意義。

2-3.最後是金色彩線，代表神的榮耀，接著帶領人帶動氣氛並給予鼓勵：「哇，太棒了，我們快完成了！」，此時失智者看著他們手上快完成的五色蛋，心裡是很開心，充滿成就感的。

2-4.完成金色的彩線後，大家一起欣賞手中的彩蛋，協助員/志工給予肯定及讚美。

 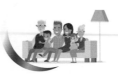

2-5.在失智者完成作品後，協助失智者和自己作品拍照並保存。

2-6.帶領者最後帶著所有人一起做禱告(決志禱告)。

Step 3：活動結束

3-1.預告下次的活動時間及主題。

3-2.播放下課歌：《賜福予你》(讚美之泉兒童版有動作可參照)

3-3.帶領家屬、失智者一起跟著詩歌影片做出動作，並且去找不同人比動作，一邊唱一面比出賜福予你的動作，在詩歌帶動中彼此祝福。

3-4.帶領者引導大家手牽手圍著圓圈一起，為彼此祝福禱告，願神的喜樂平安一直在每個人心中。

1. 活動中，帶領者可以依循失智者的進度逐步說明。

2. 儘量讓失智者發揮創意，協助員適時提供協助即可。

貼心叮嚀

3. 如失智者坐不住，就讓她／他自在走動，協助員隨時關注動向，適時帶回。

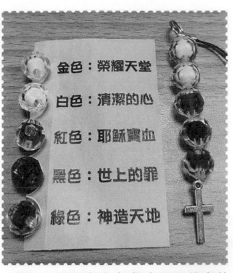

▲圖一：不同顏色都代表不同的意義
　　唷！！

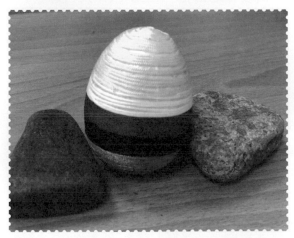

▲圖二：復活節五色蛋完成！！

清明節感恩紀念活動

教案設計：三重靈糧堂

適合對象及人數	■輕度失智者 ■中度失智者 ■重度失智者 ■家屬人數：不拘	活動時間	預計120分鐘

活動類型　✓認知促進　✓社會參與　✓懷舊活動　✓感官刺激
　　　　　　✓信仰建造

活動目標　✓延緩認知退化　✓增進語言表達　✓生命經驗統整
　　　　　　✓提升專注度　✓靈命成長平安

所需教材
1. 白蠟燭(每人1支)。
2. 白玫瑰或百合、白菊花(每人1枝)。
3. 白色厚紙板(切割手握燭台用)。
4. 大花瓶1個。
5. 剪刀(每組1隻)。
6. 每人一張家族照片。

活動前預備
1. 場地：光線明亮，通風良好的室內或室外場地。
2. 桌椅：安全穩固的座椅。
3. 人力：帶領者1名，協助員數名。
4. 音樂：

　　＊歡迎──《好心情》(盛曉玫/泥土音樂)

　　＊暖身──《原鄉人》(鄧麗君)

＊律動──《流水年華》（鳳飛飛）、《原鄉人》、
《又見炊煙》、《遠離非洲》（電影配樂）

5. 詩歌：《祂是咱尚大的倚靠》、《耶和華祝福滿
滿》、《愛喜樂生命》、《一世人跟隨祢》。

6. 經文：詩篇84:1~4

Step 1：開場，由帶領者說明基督徒與清明節的關係。

1-1. 帶領者：「每一個人都是父母所生，在人生
中，我們雖然不能與父母、祖父母在一起，但
無法忘懷他們對我們的愛與關懷。他們或許已
離開，然而我們敬愛他們的心不會改變。上帝
愛我們，賜給我們父母，讓你我被父母生養照
顧，我們在這個特別的日子裡，用行動來紀念
他們，懷念他們，表達我們對他們的敬意。」

活動流程　1-2. 帶領者：「耶穌說：復活在我，生命也在我，
信我的雖然死了，也必復活。耶穌復活的大能
可解除人類對死亡的懼怕，滿足人類對永生的
渴望，透過文化的接觸。清明節時基督徒也有
思親念祖的紀念方式。」

Step 2：分給每人一張卡紙，剪出手握燭台的隔板(如
圖一)，將蠟燭放入中間。

Step 3：敬拜：詩歌──《祂是咱尚大的倚靠》、《耶
和華祝福滿滿》。

Step 4：禱告

Step 5：讀經——詩篇84:1~4（2遍）

Step 6：倒水禮，表示飲水思源至根源，慎終追遠到永遠

Step 7：追思啟應 (1)

（注意：以下感念文，「啟」由帶領者唸；「應」由協助員陪同失智者唸；「齊」為同聲開口）

啟：「我們當飲水思源、知本懷恩。」

應：「天父上帝，萬物都是從祢而出，也都依靠祢而活。」

活動流程　　啟：「我們的祖先是祢所造的，我們一切的福氣是祢所賜的。」

應：「並且已經回到祢那裡去。」

啟：「就像以色列百姓思念他們的列祖列宗。」

應：「這時刻，我們的心也大大想念已經離世的親人。」

啟：「當我們紀念祖先，飲水思源時，叫我們不忘記上帝祢是生命的源頭。」

應：「萬物都要歸於創造天地的主宰。」

齊：「願榮耀歸與全能上帝，平安歸與信靠祢的人，直到永遠，阿們！」

Step 8：邀請失智者簡單自述家族歷史或展示族譜。

Step 9：邀請最年長的失智者行倒水禮。

Step 10：獻花禮，表示祖德留芳，流露基督馨香。

Step 11：追思啟應(2)

（注意：以下感念文，「啟」由帶領者唸；「應」由協助員陪同失智者唸；「齊」為同聲開口）

啟：「天父上帝，我們今天存著敬畏的心站立在祢面前。」

應：「帶著我們手中芬芳的花朵。」

啟：「我們的祖先曾留下美好的榜樣。」

應：「如今求祢幫助我們也散發出生命的馨香。」

齊：「天地萬物的主宰，超越一切的上帝，祢是光的源頭，愛的本體，祢是一切事與物的意義。我們今日來到祢面前，懷念我們的祖先，就是所有我們記得的，以及不記得的祖先；他們曾生活在祢所祝福的天空之下，在祢所賞賜的土地上努力工作。今日我們滿心感謝，謝謝祢賞賜我們祖先生命、賞賜給我們生命，也賜給我們子子孫孫生命。我們滿懷著對生命的希望，也祈求祢幫助我們，存著一顆尊敬生命的心，能夠尊敬他

活動流程

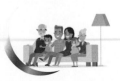

人的祖先和子孫。因祢樂意賜下生命的甘
霖，滋潤每顆乾渴的心。上帝啊!讓我們每當
想到自己的存在，思想到生命延續的神蹟，
更多敬畏祢、珍惜身邊的每一個人。」

啟：「上帝啊!願生命的火與光永遠照亮。」

應：「願生命的芬芳代代延續。」

齊：「我們為祖先心存感恩，我們為民虔誠
祈禱，幫助我們對得起民族血脈相傳，幫助
我們發揚清白家風。」

Step 12：邀請失智者簡單敘述上一代的一件美好德行。

活動流程　Step 13：每一個人取一枝花投入花瓶。

Step 14：所有人同聲宣讀：「感謝上帝賜我們祖先，
他們留下了美好的榜樣，他們的美德如花香
長存，求祢幫助我們散發出耶穌基督生命的
馨香，好叫我們的子孫薰陶於我們上帝的美
德之中。天父上帝，我們願承先啟後，活出
善行，阿們！」

Step 15：行點燭禮，表示光宗耀祖，榮神益人(引燃每
個人手中的蠟燭)

Step 16：所有人共同宣讀：「我們今日思念我們的祖
先，他們曾為他們的時代燃燒自己，上帝今
日求祢幫助我們，為自己的時代發出光和

熱。願上帝時常光照我們，引導我們，使我們在世度日如光照耀，以善行美德光宗耀祖，榮神益人，並好好治理祢賜給我們的土地，阿們。」

活動流程　Step 17：懷念照片分享，邀請1-2位失智者回憶故人軼事一件。

Step 18：敬拜詩歌──《愛喜樂生命》(國語)、《一世人跟隨祢》(台語)

Step 19：祝福禱告

貼心叮嚀

1. 水瓶及洗手盆裝一半水即可。

2. 室內手握燭台不必太大(手掌心大小即可)，室外則需手掌大(避免風吹蠟滴會飄)。

3. 參考資料：《清明敬祖紀念主恩手冊》(台北靈糧堂牧養處)。

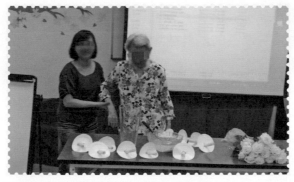

▲圖一：清明節感恩活動思親念祖。

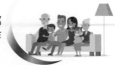

端午節：挪亞方舟

教案設計：三重靈糧堂

適合對象及人數	■輕度失智者 ■中度失智者 ■重度失智者 ■家屬人數：不拘	活動時間	預計120分鐘

活動類型
✓認知促進　✓社會參與　✓口腔保健　✓感官刺激
✓信仰建造

活動目標
✓促進愉悅情緒　✓延緩認知退化　✓提升自信與成就感
✓強化精細動作　✓提升專注度　✓靈命成長平安

所需教材
1. 大型塑膠袋。
2. 木板圍籬(或長方形淺底塑膠盆)。
3. 紙張數張。
4. 障礙物品(用途：置於裝水容器內，增加遊戲難度)。
5. 桌子、椅子。
6. 防滑跌的器具或地墊。

活動前預備
1. 場地：光線明亮，通風良好的室內或室外場地。
2. 桌椅：安全穩固的座椅、桌子。
3. 人力：帶領者1人，協助志工數位。
4. 音樂：

　　＊歡迎——《好心情》(盛曉玫／泥土音樂)。

<table>
<tr><td></td></tr>
</table>

活動前 預備	*暖身──《原鄉人》（鄧麗君） *律動──《流水年華》（鳳飛飛）、《原鄉人》 《又見炊煙》、《遠離非洲》（電影配樂） 5. 詩歌：《賜福與你》（讚美之泉詩歌） 6. 經文：約翰福音3:5
活動流程	Step 1：由活動帶領者，引言：「古人將船當作送走災邪的工具，既然送邪，也就越快越好，於是衍生出端午龍舟競渡習俗，而基督教關於船的故事（挪亞方舟），卻是完全不同的意思。」，再以簡短生動口吻訴說挪亞方舟的故事及上帝救贖與重生的意義。 Step 2：引導失智者動手摺紙船，並用蠟筆加上色彩增添趣味，及為紙船命名。 Step 3：請失智者依序帶著自己做的方舟紙船，來到裝水容器前。 Step 4：主題活動──挪亞方舟（如圖一、二） 4-1.以吹氣的方式使船前進並抵達終點，競賽方式可參考： A. 計時賽：計算各船航行時間，最快的得勝。

	B. 障礙賽：設置水中障礙物，增加航行難度，鼓勵長輩設法完成任務。
	C. 馬拉松耐力賽：設定航行時間為10分鐘，持續吹氣航行直到時限。
活動流程	Step 5：說明主題活動價值：「大家努力吹氣讓船前進，充分達到口腔及肺活量的運動。」
	Step 6：延伸說明基督徒受洗的意義；可用經文約翰福音3:5，耶穌說：「我實實在在的告訴你，人若不是從水和聖靈生的，就不能進神的國。」
	Step 7：敬拜詩歌——《賜福與你》
貼心叮嚀	1. 紙船會因反覆浸水滲水而導致移動緩慢（紙張選用以有防水的蠟光紙類的月曆或舊海報為佳）。
	2. 地板需保持乾淨不能有水（因有水可能導致長者滑跌，建議做好防跌的必要措施）。

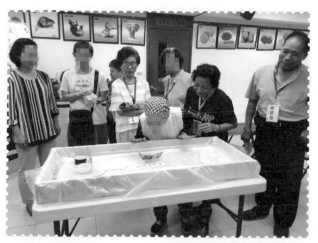

▲圖一：計時賽。

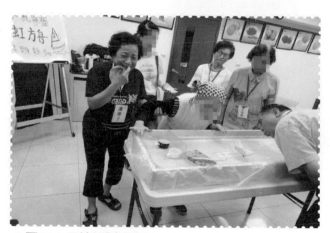

▲圖二：馬拉松耐力賽。

逾越節：無酵餅

教案設計：三重靈糧堂

適合對象及人數	■輕度失智者 ■中度失智者 ■重度失智者 ■家屬人數：不拘	活動時間	預計120分鐘
活動類型	✓認知促進　✓社會參與　✓生活功能重建訓練 ✓懷舊活動　✓感官刺激　✓信仰建造		
活動目標	✓促進愉悅情緒　✓增進人際互動　✓延緩認知退化 ✓提升自信與成就感　✓強化精細動作　✓提升專注度 ✓靈命成長平安		
所需教材	1. 中筋麵粉(每人份1馬克杯)。 2. 溫開水1/3馬克杯。 3. 擀麵棍(每人1支)。 4. 和麵盆(每桌一個)。 5. 瓦斯爐、平底鍋各一(或烤箱)。 　(補充：可先準備其他食材，作為完成無酵餅時體驗試吃之用：1.苦菜—長生菜、2.水煮蛋、3.鹽水、4.甜醬、5.羊排〔帶骨不可折斷〕、6.葡萄汁)		
活動前預備	1. 場地：光線明亮、通風良好的室內或室外場地。 2. 桌椅：安全穩固的座椅。 3. 人力：帶領者1名、協助員數位。 4. 音樂： 　＊歡迎——《好心情》(盛曉玫／泥土音樂) 　＊暖身——《原鄉人》(鄧麗君)		

<table>
<tr><td>活動前
預備</td><td>＊律動——《流水年華》（鳳飛飛）、《原鄉人》、
《又見炊煙》、《遠離非洲》（電影配樂）
5.詩歌：《賜福與你》（讚美之泉詩歌）
6.經文：出埃及記12、出埃及記13:3-9、詩篇113，
　114，136</td></tr>
</table>

<table>
<tr><td>活動流程</td><td>Step 1：開場，帶領者說明逾越節的故事及意義。（使
　　　　用經文出埃及記12章、出埃及記13:3-9節、詩
　　　　篇113，114，136篇。）

　　※以下無酵餅製作方式，分別提供紮實及鬆軟
　　　兩種口感，可依個人口感選擇。

Step 2：主要活動——無酵餅製作《紮實口感》
　2-1. 將麵粉放置和麵盆中，加入溫開水，以3:1比例
　　　 攪拌。
　2-2. 倒扣和麵盆蓋著麵糰，醒麵5-6分鐘。
Step 3：主要活動——無酵餅製作《鬆軟口感》
　3-1. 將麵粉放置和麵盆中，加入溫開水，以3:1比例
　　　 攪拌。不可過度搓揉，以免麵糰的韌性增強。
　3-2. 將麵團放進乾淨塑膠袋中30分鐘醒麵。
　　　（補充：等待醒麵時間，可帶領失智者唱詩歌、
　　　分享逾越節故事，對於非基督徒失智者可分享
　　　製作麵食的經驗，例如：製作餃子皮、麵條、
　　　包子等。）
Step 4：取出麵糰，依每桌人數均分麵糰。</td></tr>
</table>

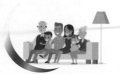

	Step 5：每人將麵糰搓成長條形，再切成小塊。桿平成圓餅狀撒上一些麵粉。
活動流程	Step 6：將餅放置平底鍋慢火烤15分鐘，看表面膨脹即可翻面，烤另一面直至兩面焦黃即可。完成後可做為共餐點心。
	Step 7：祝福歌──《賜福與你》（讚美之泉詩歌）
貼心叮嚀	此活動可安排在上午結合午餐（共餐）一起執行，由牧者帶領祝福及領餐更具意義。

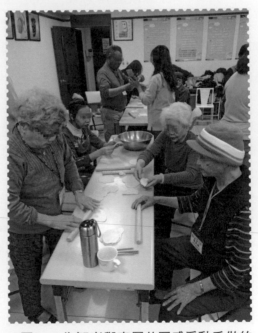

▲圖一：失智者與家屬共同感受動手做的樂趣。

請你跟我這樣玩

教案設計：三重靈糧堂

適合對象
及人數
■輕度失智者 ■中度失智者　　　活動
■重度失智者 ■家屬人數：不拘　時間　預計30分鐘

活動類型　✓認知促進　✓社會參與　✓信仰建造

活動目標　✓增進人際互動　✓延緩認知退化　✓增進語言表達
✓提升專注度　✓靈命成長平安

所需教材　若用視訊，則準備電話或視訊軟體。

活動前
預備

1. 場地：安靜、光線明亮的室內或室外場地，網路或電話品質需穩定。

2. 人力：帶領者1名，協助員/志工數名。

3. 經文：詩篇23篇、91篇。

活動流程

（此教案可使用視訊電話執行）

Step 1：破冰活動——引起動機

　　1-1.與協助員／志工搭配，和失智者問安，增加互動。說話內容可參考：

　　　A.帶領者：「早餐吃了沒？」，並引導失智者回答，再由協助員搭配回應：「自己今天有吃甚麼？」

B.帶領者：「今天配甚麼菜？」，並引導失智者回答，再由協助員搭配回應：「跟誰一起吃？心情如何？」

C.帶領者：「誰陪你吃呢?」，並引導失智者回答，再由協助員搭配回應：「自己在哪裡吃？是買的還是自己做？」

D.帶領者：「在哪吃？」，並引導長輩回答，再由協助員搭配回應：「飲食均衡很重要。」

Step 2：破冰活動──生活觀察

2-1. 以失智者的生活狀況提出問候，例如：「身體健康狀況？」、「園藝輔療課程的盆栽成果，照顧得如何？」

Step 3：主題活動(1)──加一加二加三

3-1. 帶領者：「我們來玩個遊戲，我說個數字你跟我說同樣的數字！」1、3、7、2、9、11、19、5（順著長輩反應的速度，逐漸加速）

3-2. 帶領者：「接下來挑戰難一點!我說個數字你要回答加一後的答案！」1、3、7、2、9、5、6、10（順著長輩反應的速度，逐漸加速）

3-3. 帶領者：「接下來挑戰進階關卡!我說個數字你要回答加二後的答案！」3、1、7、2、9、5、10、13（順著長輩反應的速度，逐漸加速）

3-4. 帶領者：「接下來挑戰進階關卡!我說個數字你要回答加三後的答案！」1、3、7、2、9、5、10、13（順著長輩反應的速度，逐漸加速）

3-5. 帶領者：「接下來挑戰今天最難的關！我說個數字你要回答加三後的答案，而且若是答案為5的倍數，則喊『碰』！」1、3、7、2、9、5、10、13（順著長輩反應的速度，逐漸加速）

Step 4：主題活動(2)──紅綠燈

4-1. 帶領者：「我們來玩個遊戲，等一下我只要提到水果，你就說『綠燈』，若不是水果，你就說『紅燈』。」

（範例：指導員說：「葡萄」，失智者回答：「綠燈」，指導員說：「車子」，失智者回答：「紅燈」。）

4-2. 帶領者：「路上除了紅燈、綠燈還有甚麼燈？『黃燈』──我們只要是可以吃的就說『黃燈』，我們來試試看。」

（範例：指導員說：「白飯」，失智者回答：「黃燈」。）

4-3. 帶領者：「接下來我們換交通工具喔!只要是交通工具，可以載人移動的我們就說『綠燈』，不是交通工具就說『紅燈』。」

 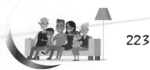

（範例：指導員說：「捷運」，失智者回答：「綠燈」，指導員說：「火雞」，失智者回答：「紅燈」。）

4-4. 帶領者：「現在我們增加一條!不是交通工具，但可以動的就是『黃燈』。」

（範例：指導員說：「平板車」，失智者回答：「黃燈」。）

Step 5：主題活動(3)──剪刀、石頭、布

5-1. 帶領者：「我們來玩個遊戲，請你跟我做一樣的動作，我說甚麼跟我說，也跟我比！」

剪刀。石頭。布。（加速）剪刀。石頭。布。（再加速）剪刀。石頭。布。

5-2. 帶領者：「接下來要贏我！」

剪刀。石頭。布。（加速）剪刀。石頭。布。布。剪刀。石頭。石頭

5-3. 帶領者：「接下來要輸我！」

剪刀。石頭。布。剪刀。布。石頭。剪刀。石頭。剪刀。布。石頭。布。

5-4. 帶領者：「接下來第一把贏，第二把輸，來試試看。」

活動流程

剪刀，剪刀，剪刀，布，布，剪刀，石頭，
布。

Step 6：主題活動(4)——123循環

6-1. 帶領者：「我們來玩個遊戲，123，我喊1，你
就喊 2，然後我就喊 3，接下來你就喊1，我們
就這樣繼續。看可不可以喊 5 輪不要錯！」

（補充：由慢到快，與失智者互動，若有喊錯沒
跟就重來一次）

活動流程

6-2. 帶領者：「我們來進階，1不要喊，改說：
『碰』，我們就這樣繼續。看可不可以喊 5 輪
不要錯！」

（補充：若視訊，則可改用拍手代替）

Step 7：經文朗讀，帶領失智者一起朗讀2～3節經文，
並簡短解說！

（補充：可朗讀詩篇23篇、91篇）

Step 8：詢問失智者有甚麼需要代禱的事情，或引導失
智者分享1～2件，他所熟悉或關心的家人或朋
友的近況，引領失智者為家人或朋友代禱。

 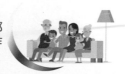

貼心叮嚀

1. 本教案的適用對象有中、重度的智者，而主題活動 (1)──加一加二加三，對於中、重度失智者可能會有挫折，提醒依失智者的狀況進行，若失智者無法回應，則停止活動。

2. 本教案主題活動的難度逐步加強，以不造成失智者的挫折為目標，不一定要全部執行完畢，或依失智者生理與身體狀態，擇一進行。

3. 使用視訊時，一定要出聲音，要有動作。

一個身體有許多肢體

教案設計：台北市復生教會

適合對象及人數	■輕度失智者 ■中度失智者 □重度失智者 ■家屬人數：10-20人	活動時間	預計50分鐘

活動類型	✓認知促進　✓社會參與　✓肌力強化運動　✓感官刺激

活動目標	✓促進愉悅情緒　✓延緩認知退化　✓增進語言表達 ✓提升專注度　✓提升自信與成就感　✓強化肌力

所需教材	聖經、報紙(1人3-5張)、小禮物、筆電、投影設備。

活動前預備	1. 場地：光線明亮、通風良好的室外場地。 2. 桌椅：每人一張椅子。 3. 人力：帶領者1名、協助員2-3人。 4. 影片：力克・胡哲的故事影片 5. 詩歌：《為愛而生》(Born to Love)、《相信有愛就有奇蹟》 6. 經文：哥林多前書12:14~26

活動流程	Step 1：影片欣賞──力克・胡哲的故事。 Step 2：唱詩歌──《為愛而生》(Born to Love)、《相信有愛就有奇蹟》。 Step 3：破冰活動──一個身體有很多肢體。

3-1. 帶領者以經文：歌林多前書12:25總要肢體彼此相顧，做為開場。

3-2. 將失智者分為「腳」、「耳」、「眼」、「頭」四組後，帶領者引導失智者朗讀哥林多前書12:14-26；由「腳」組朗讀經文第15節，「耳」組朗讀經文第16節；「眼」組朗讀第21節前半。「頭」組朗讀第21節後半。

Step 4：主題活動(1)──嘴巴手指不一樣

4-1. 帶領者的手指著鼻子說：「這是我的耳朵。」失智者的回應要與帶領者相反，以手指著耳朵說：「這是我的鼻子。」(以此類推)

4-2. 進行下一個五官，可以先一個器官反覆練個幾次。

Step 5：主題活動(2)──手腳一樣重要

5-1. 每人先發3-5張報紙，請長者圍坐成一圈。

5-2. 手撕報紙：依帶領者指令，將報紙手撕成被要求的形狀。

5-3. 腳摺報紙：依帶領者指令，使用腳將報紙摺成要求的形狀。(如圖二)

5-4. 腳撕報紙：依帶領者指令，使用腳將報紙撕要求的形狀。

活動流程

（補充：遊戲由簡單到困難，鼓勵失智者發揮創意，完成任務。並請注意以腳撕報紙時，失智者是否有坐好，且手扶椅子避免跌倒。）

5-5. 增加撕報紙競賽，並準備小禮物獎勵。

Step 6：分享討論

6-1. 再次放映力克・胡哲的故事影片，喚醒記憶，並邀請失智者分享影片感受想法。

6-2. 提問反思，提問提示：

- 我們的身體有哪些肢體？團體是重要的，那麼個人重要嗎？

活動流程

- 你覺得你像哪一種肢體？為什麼？

- 沒有一個人可以被犧牲，每一個人都很重要。

- 你的身體健康嗎？你的心靈健康嗎？

- 肢體彼此之間的關係應當是怎樣的呢？

- 「一同受苦」和「一同快樂」是什麼意思？

   （補充解答：如果以一百分的標準來看我們的身體，我們都是障礙，而當我們受到打擊的時候，我們的心靈也可能有障礙，但沒有一個人能夠說，因為你不夠好，所以這個社會不需要你。要怎麼樣才叫作「好」呢？）

6-3. 討論力克・胡哲的故事。

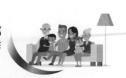

1. 請注意長者的反應，多與長者對話，避免帶領者長篇大論。

2. 若長者有困難回應，請縮短提問反思的時間。

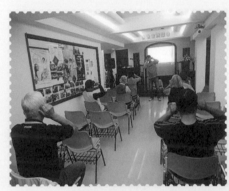

▲圖一：練習嘴巴手指不一樣。

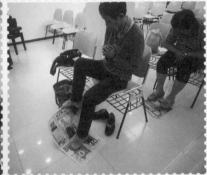

▲圖二：看我的厲害！將報紙摺成要求形狀。

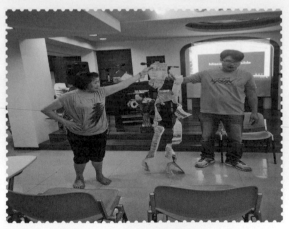

▲圖三：每個肢體都相同重要唷！！

姜太公釣魚

教案設計：高雄鳳山浸信會

適合對象及人數	■輕度失智者 ■中度失智者　　　活動　　預計90分鐘 □重度失智者 ■家屬人數：不拘　時間
活動類型	✓認知促進　✓社會參與　✓感官刺激
活動目標	✓促進愉悅情緒　✓增進人際互動　✓延緩認知退化 ✓提升自信與成就感　✓提升專注度
所需教材	1. 棍子、毛線、磁鐵、迴紋針、透明膠帶。 2. 魚類圖卡，製作方式： 　2-1.將迴紋針黏貼在魚類圖卡上，並在每條魚身上標記明顯數字。 　2-2.用棍子及毛線製作成釣魚竿、釣魚線，線頭以透明膠帶黏貼磁鐵。 3. 小魚模型。 4. 水盆。
活動前預備	1. 場地：光線明亮、通風良好的室內或室外場地。 2. 桌椅：安全穩固之座椅。 3. 人力：帶領者1名、協助員2-3人。 4. 音樂： 　＊暖身——《Lemon tree》

＊律動──《練舞功》

5. 詩歌：《在乎耶和華》、《雲上太陽》

6. 經文：詩篇127:1

Step 1：敬拜詩歌──在乎耶和華

Step 2：讀經──詩篇127:1

Step 3：禱告

Step 4：手語──詩歌:《雲上太陽》

Step 5：暖身──音樂:《Lemon tree》

Step 6：律動──音樂:《練舞功》

Step 7：破冰活動──撈魚

活動流程

7-1. 將小魚模型組放置水盆裡，讓失智者體驗撈魚的樂趣。(如圖一)

Step 8：主題活動(1)──釣魚囉！(標準玩法)

8-1. 分組進行釣魚比賽。（如圖二）

8-2. 在指定時間內，釣到多數魚量者獲勝。

Step 9：主題活動(2)──釣魚囉！（進階玩法）

9-1. 指定顏色，並在指定時間內，釣到多數魚量的多獲勝。

9-2. 指定時間內，釣到的魚身上數字加總最多的一組獲勝。

1. 此組教案，需花較多的時間製作教具，故請務必提前作好準備。

貼心叮嚀 2. 要注意長者行進中的安全。

3. 每組可選出小幫手，來協助秩序的維護及計算數字總和。

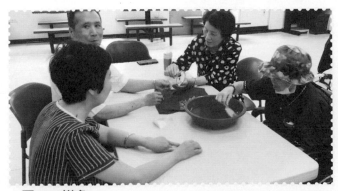

▲圖一：撈魚。

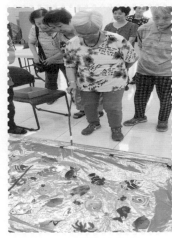

▲圖二：分組進行釣魚。

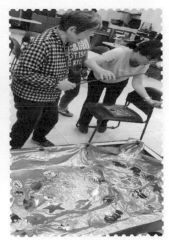

▲圖三：分組進行釣魚。

 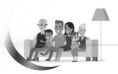

紙箱鼓

適合對象 及人數	■輕度失智者 ■中度失智者 ■重度失智者 ■家屬人數：不拘	活動 時間	預計30分鐘

活動類型	✓認知促進　✓社會參與　✓音樂活動　✓感官刺激

活動目標	✓促進愉悅情緒　✓延緩認知退化　✓提升專注度

所需教材	小型PIZZA盒，每人一個

活動前 預備	1.場地：光線明亮、通風良好的室內場所。 2.桌椅：依人數安排。 3.人力：帶領者或音箱鼓的老師1名、協助員數名。 Step 1：安排成員圍坐成一大圈，可以看到彼此。 Step 2：帶領者先示範，鼓勵失智者跟著拍打，並完成下列動作： 　　　　※拍打節奏：1拍。

活動流程	2-1.右手拍打盒中間拍1下、盒邊緣拍1下，共拍打五次。 2-2.右手拍打盒中間拍1下、盒邊緣拍2下，共拍打三次。 2-3.左手拍打盒中間拍1下、盒邊緣拍1下，共拍打五次。

活動流程

2-4. 左手拍打盒中間拍1下、盒邊緣拍2下，共拍打三次。

2-5. 右手拍打盒中間1下、接著左手拍盒邊緣2下，連續拍打五次。

2-6. 右手拍打盒中間1下、接著雙手拍手兩次，連續拍打五次。

2-7. 右手拍打盒中間1下、接著左手拍隔壁的紙盒邊緣2下，連續拍打五次。

2-8. 雙手手指頭拍紙盒1下、接著雙手手掌拍打紙盒兩下，連續拍打五次。

(補充：以次類推，鼓勵失智者自己變化。)

Step 3：最後可以用一首歌來練習拍打。

貼心叮嚀 若失智者跟不上節拍，請放慢速度。

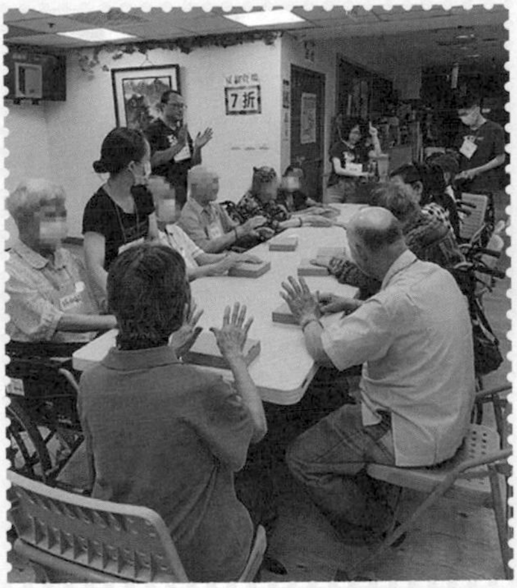

◀圖一：練習拍打動作。

我是總舖師

教案設計：高雄鳳山浸信會

適合對象 及人數	■輕度失智者 ■中度失智者 □重度失智者 ■家屬人數：不拘	活動 時間	預計120分鐘

活動類型	✓認知促進　✓社會參與　✓生活功能重建訓練 ✓膳食營養　✓感官刺激

活動目標	✓促進愉悅情緒　✓增進人際互動　✓延緩認知退化 ✓增進語言表達　✓提升自信與成就感　✓生命經驗統整 ✓提升專注度　✓提升生活功能

所需教材	1. 食材圖卡：每一種食材各準備2張相同圖卡。 2. 真實食材：香菇、雞、蝦仁、蛋、絲瓜、蛤蜊、 　　高麗菜、紅蘿蔔、蔥、薑、蒜。 3. 購物袋、眼鏡、鑰匙、文具假鈔。 4. 如有帶主題活動(3)，請準備：電磁爐、平底鍋、 　　鍋鏟、砧板、菜刀。

活動前 預備	1. 場地：光線明亮、通風良好的室內或室外場地。 2. 桌椅：安全穩固的座椅、桌子。 3. 人力：帶領者1名、協助員2-3人。 4. 音樂： 　　*暖身──《月亮代表我的心》

| 活動前
預備 | 5. 詩歌：《謝謝祢》、《在乎耶和華》 |
| | 6. 經文：詩篇116:12「耶和華向我賞賜一切厚恩，我
拿甚麼來報答他呢？」 |

Step 1：敬拜詩歌──謝謝祢

Step 2：讀經──詩篇116:12

Step 3：禱告

step 4：破冰活動──蘿蔔蹲

    4-1.每位失智者代表一種食材，並將食材圖卡掛在失智者身上或戴在頭上。

    4-2.以玩蘿蔔蹲的遊戲方式，讓失智者暖身並訓練記憶。

活動流程

step 5：十巧手──詩歌:《在乎耶和華》

step 6：暖身──音樂:《月亮代表我的心》

step 7：律動──音樂:《燒肉粽》

step 8：主題活動(1)──食材記憶大考驗（標準玩法）

    8-1.拿出食材圖卡，並介紹每張圖卡上的食材名稱。

    8-2.在白板或白紙上，畫出六宮格或八宮格，並分別貼上食材圖卡（六宮格貼上三種各2張的圖卡，八宮格貼上四種各2張圖卡，以此類推）。

    8-3.將圖卡分別放在不同的位置，由失智者記住位置，並找出相同的兩個圖案，所有的圖片都

翻出來後，就可以過關了。（如圖一）

（補充：可增加調味料圖卡、器具圖卡等6-8樣，增加難度。）

step 9：主題活動(2)──購物「趣」（進階玩法）

9-1. 各組抽出需要料理的食材圖卡，告知失智者將要進行採購。

9-2. 提醒失智者拿好裝備再出門，一一唱名並拿取：購物袋、太陽眼鏡、鑰匙、錢（文具假鈔）等等。

| 活動流程 | |

9-3. 前往菜市場(指定的區域)，買回食材；菜販由協助員扮演，可和失智者噓寒問暖、討價還價等等。（如圖二）

step 10：主題活動(3)──我是總舖師(需要有可料理之設備)

10-1. 各組成員將購買回來的食材，共同完成一道道的料理。（如圖三）

10-2. 各組組員完成料理後的環境清理。

---

1. 因活動內容豐富，請注意時間掌握。

2. 多鼓勵參與度較低的失智者。

| 貼心叮嚀 | |

3. 盡量讓每位失智者都有分配到工作，可選出能力較好的失智者當組長，大家一起策劃完成。

4. 若失智者出現遊走、坐立不安行為，可讓他們自由走動，並請協助員隨時關注失智者的安全。

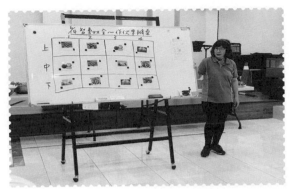

◀圖一：食材圖卡記憶
　　大考驗。

▶圖二：購物「趣」：
帶好眼鏡、拿著環保
袋、鑰匙、錢、買菜
囉！

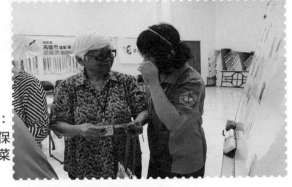

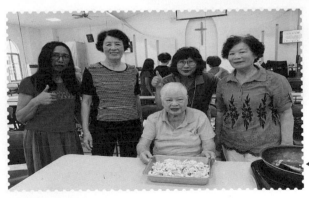

◀圖三：一起合作
　　完成蝦仁炒蛋！

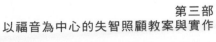

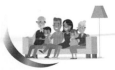

財團法人瑞智社會福利
基金會大事紀

2019年

9月11日　瑞智基金會第一屆第一次董事會。

瑞智基金會成立，開啟新的里程碑，外展事工由教會走向社區。

9月15日　國際失智症月，台灣失智症協會及瑞智基金會合辦全球首場「瑞智主日崇拜」，從講道、司會、見證、讀經、禱告、詩班，都由失智者擔綱，讓社會大眾更認識失智者！

10月19日　首次在高雄武昌真光教會舉辦瑞智家屬訓練班，總共100多位家屬及教會同工參加。

11月12日　基金會辦公室喬遷。

11月26日　在台北南門長老教會舉辦失智服務據點研習會

12月7日　在台中榮中禮拜堂舉辦瑞智友善教會研習會。

12月16日　在台北甘泉咖啡坊舉辦甘泉志工與失智家庭感恩餐會。

2020年

2月7日　在台北市政府舉辦輔導教會失智服務據點工作坊。

2月10-11日　與台灣失智症協會舉辦輔導教會失智服務據點寫作班，共有36間教會參加。

5月30日　在台中榮中禮拜堂舉辦瑞智家屬訓練班。

6月27日	在台北新城市教會舉辦瑞智家屬訓練班。
7月3日	瑞智基金會官方網站正式開站。
7月18日	在台北士林靈糧堂舉辦瑞智基金會成立感恩禮拜。
8月15日	在高雄武昌真光教會舉辦瑞智志工訓練。
8月16日	在台北台福教會舉辦失智症教會講座。
8月31日	在嘉義基督教醫院舉辦失智症教會講座。
9月7日	台北甘泉咖啡坊舉辦洪于婷職能治療師「頭腦體操」講座。
9月8日	在台北門諾松江教會舉辦失智症教會講座。
9月11日	瑞智基金會通訊創刊號發行。
9月12日	在台北內湖湖光教會舉辦瑞智友善社區研習會。
9月20日	在澎湖靈糧福音中心以及與台北基督之家舉辦兩場瑞智主日。
9月20日	在台北基督之家舉辦遇見德曼莎講座。
9月21日	在台北甘泉咖啡坊舉辦陳群鈺姊妹「咱們的故事咱的歌」講座。
9月24-25日	在台北南港軟體園區參與台灣失智症協會舉辦的德曼莎計畫。
10月5日	在台北甘泉咖啡坊舉辦趙立銘弟兄「如何陪伴關顧走更穩」講座。
10月19日	在台北甘泉咖啡坊舉辦徐文俊醫師「從失智認識關係」講座。
10月25日	在台北東門長老教會舉辦失智症講座。
10月25日	中醫師公會全國聯合會會員大會募款。

 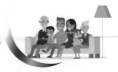

10月30日	在屏東聖教會舉辦失智症講座。
10月31日	在台南新樓醫院舉辦瑞智友善社區研習會。
11月2日	在台北甘泉咖啡坊舉辦牛湄湄律師「失智者財務安全」講座。
11月8日	在彰化旌旗教會舉辦失智症講座。
11月16日	在台北甘泉咖啡坊舉辦李逸琳老師「摸摸頭：自我護理的頭部按摩」講座。
12月6日	在基督教標竿教會主日分享。
12月7日	在台北甘泉咖啡坊舉辦許淑柳姊妹「留住衣飾情之二」講座。
12月13日	在桃園長庚光復堂主日分享。
12月21日	在台北甘泉咖啡坊舉辦王建煊前監察院長「我知誰掌管明天」講座。
12月27日	桃園市中醫師公會年終感恩餐會義賣募款。

2021年

1月17日	忠孝神召會主日分享。
1月22日	瑞智基金會專書《咖啡香中遇見愛：跟著瑞智認識失智》出版(大好文化)。
1月30日	在台北基督之家舉辦《咖啡香中遇見愛：跟著瑞智認識失智》新書分享會。
1月31日	在台北內湖靈糧堂主日分享。
2月28日	在台北內湖靈糧堂主日分享及失智症教會講座。

～致謝～

瑞智社會福利基金會
《咖啡香中遇見愛：跟著瑞智認識失智》一書的完成，
特別感謝

牛湄湄、湯麗玉、李梅英、徐國強
張眞貞、周安妮、黃楡淇、蔡莉雅
張寧慈、林玟玲、陳麗芬

以及
所有參與甘泉咖啡坊與教案編撰的失智症家庭、
參與瑞智友善教會與提供福音活動的衆教會牧長、
傳道人與同工。

有你們的鼎力相助與無私奉獻，本書得以出版，讓咖啡香
遍滿處處。

關於財團法人台北市瑞智社會福利基金會

宗旨：幫助失智者家庭，使其在困難中有盼望，並能提升生活品質與尊嚴。

使命：扶持失智症家庭，推動瑞智友善社區，幫助失智者及家屬在困難中懷抱盼望，享有生活品質與尊嚴。

失智症被稱為世紀之症，全世界每3秒鐘增加一位失智者。許多的家庭正在承受照顧失智者的辛苦，有些人因不了解而歧視甚至排斥他們，導致失智者與照顧者無法在社區自在生活。所以，失智症不只是醫療與照顧的問題，而是失智者本人、家庭、社區甚至整個社會的課題。

失智家庭所遇到的困境是：就醫的需求、就醫的挑戰、失智者拒絕照護、面對失智者異常行為的衝擊、家屬間的衝突、家庭財務的困境。

我們思考能為他們做些什麼呢？我們期望能結合眾教會及社區的力量一起投入，以耶穌基督無條件的愛去關懷失智者家庭。

推展失智症關懷與照護至台灣遍地

二〇一三年十月，一群在失智症醫療照護領域的專業人士以及教會牧者，聚集一堂共同為台灣失智症的需要禱告，開啟了瑞智事工。開始到各教會講授如何認識、關懷與照顧失智者，也呼籲關顧對象不只是失智者，家屬與家庭關顧同樣重要。

二〇一九年瑞智事工邁入第七年，因深感失智家庭與需求正急速增加，必須成立專責基金會，集合更多力量資源幫助失智家庭，於九月十一日成立瑞智基金會，創立之後需求與回應如浪潮，基金會做的事也越來越多元：

◆ **瑞智友善社區研習會**：讓教會及社區認識失智症，使失智家庭在教會及社區被接納與關懷

◆ **服務據點研習會**：幫助教會成為失智症關懷據點，進入社區建立瑞智友善社區

◆ **失智症講座**：透過講座宣導失智，喚起大眾重視失智議題

◆ **家屬訓練班**：提升家屬對失智症的認知，讓失智家庭及早獲得幫助

◆ **志工訓練班**：協助教會及社區關懷據點培訓關懷志工

◆ **家屬支持團體——甘泉咖啡坊及葡萄園地**：失智者及家屬的心靈照護支持團體

◆ **家屬支持團體——行動甘泉咖啡坊**：志工探訪不能前來甘泉咖啡坊的失智者及家屬

◆ **教會瑞智主日**：九月二十一日是國際失智症日，將九月二十一日前一個星期天訂為瑞智主日，所有教會這一天為失智家庭禱告

◆ **與台灣失智症協會一起舉辦國際失智症月活動**

◆ **經營網路社群**

面對新媒體的時代，在原本的事工基礎之上，期待透過經營網路社群，用文字與影像更廣更深地分享知識與經驗，提供更多專業及心靈上的關懷。每個教會都成為瑞智友善教會，每個社區都成為瑞智友善社區，推展失智症關懷與照護至台灣遍地。

成為失智家庭的陽光

我們需要得著社會更多的支持，希望藉由您的捐助，幫助失智者及其家庭，讓他們在困難中有盼望，提升生活品質與尊嚴，推動失智友善社區及全台灣失智識能教育，減輕失智者家庭的衝擊。陪伴瑞智家庭走過這段漫長的路程，成為這些家庭的陽光。

捐款方式

【網路捐款】

使用手機 QR CODE APP 掃描下圖▶連線至捐款頁面▶
輸入捐款資訊▶確認資料▶完成捐款

【銀行匯款】

戶名：財團法人台北市瑞智社會福利基金會

銀行：中國信託銀行 復北分行

銀行代碼：822

帳號：218540153542

＊如需開立收據，請來電 02-2545-9079 分機 807 告知捐款帳號
後 5 碼及捐款人資料

＊非中國信託匯款帳戶，請愛心捐款人自行負擔手續費 30 元

【郵政劃撥】

財團法人台北市瑞智社會福利基金會

帳號：50434631

＊請清楚填寫寄款人姓名、寄件地址、聯絡電話

【信用卡單筆 / 定期捐款（紙本授權）】

請於下方檔案連結下載捐款刷卡授權書

＊可來電索取或自行至官網下載「捐款刷卡授權書」，填妥後
請傳真：(02)2545-9073，並來電 (02)2545-9073 分機 807 確
認傳真是否成功。

捐款

臉書

官網

有智一同！失智照顧路上，瑞智感謝有你同行！

我們也需要更多人力的加入，
志工招募對象：凡年滿 16 歲，具服務熱忱者。

服務內容：
- **直接型服務：**支援講座／工作坊，協助照顧陪伴失智者。
- **間接型服務：**協助義賣活動、其他小型活動、整理物品等行政事務。
- **大型活動服務：**如瑞智主日、研習會、家屬訓練班等。
- **專業服務：**提供攝影、直播、影音剪輯、社工、職能治療師、法律、護理師等專業服務。

志工招募

來自瑞智基金會的邀請：

對幫助失智者及其家庭有負擔的您
想在志願服務嘗試不同挑戰的您
陪伴瑞智家庭，走過漫長的路程
成為這些家庭的陽光

志工招募

大好文化 新視野│3

咖啡香中遇見愛：跟著瑞智認識失智

財團法人台北市瑞智社會福利基金會／著
徐文俊執行長 編著
胡芳芳、林稚雯／採訪撰稿

瑞智基金會
電話：02 25459079
傳真：02 25459073

出　版／大好文化企業社

榮譽發行人／胡邦崑、林玉釵

發行人暨總編輯／胡芳芳

總經理／張榮偉

主　編／古立綺

編　輯／方雪雯、章曉春、林鴻讀

封面設計／陳文德

行銷統籌／呂蓉威

客戶服務／張凱特

通訊地址／ 11157 臺北市士林區磺溪街 88 巷 5 號三樓

讀者服務信箱／ fonda168 @gmail.com

郵政劃撥／帳號：50371148　戶名：大好文化企業社

讀者服務電話／ 0922309149、02-28380220

讀者訂購傳真／ 02-28380220

版面編排／唯翔工作室 (02)23122451

法律顧問／芃福法律事務所 魯惠良律師

印　刷／鴻霖印刷傳媒股份有限公司 0800-521-885

總經銷／大和書報圖書股份有限公司 (02)8990-2588

ISBN ／ 978-986-99345-2-7（平裝）

出版日期／ 2021 年 1 月 26 日初版

定價／新台幣 380 元

國家圖書館出版品預行編目 (CIP) 資料

咖啡香中遇見愛：跟著瑞智認識失智 / 財團法人台北市
瑞智社會福利基金會著；徐文俊執行長編著 -- 初版 . --
臺北市：大好文化，2021.1
248 面；全彩；14.8×21 公分 . -- (新視野；3)
ISBN　978-986-99345-2-7(平裝)

1. 失智症　2. 健康照護

415.934　　　　　　　　　　　　　　　　　109013682